保健食品特論

劉麗雲　編著

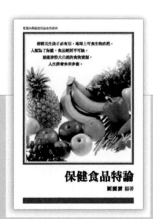

封面設計：實踐大學教務處出版組

出版心語

　　近年來，全球數位出版蓄勢待發，美國從事數位出版的業者超過百家，亞洲數位出版的新勢力也正在起飛，諸如日本、中國大陸都方興未艾，而臺灣卻被視為數位出版的處女地，有極大的開發拓展空間。植基於此，本組自民國 93 年 9 月起，即醞釀規劃以數位出版模式，協助本校專任教師致力於學術出版，以激勵本校研究風氣，提昇教學品質及學術水準。

　　在規劃初期，調查得知秀威資訊科技股份有限公司是採行數位印刷模式並做數位少量隨需出版〔POD＝Print on Demand〕（含編印銷售發行）的科技公司，亦為中華民國政府出版品正式授權的 POD 數位處理中心，尤其該公司可提供「免費學術出版」形式，相當符合本組推展數位出版的立意。隨即與秀威公司密集接洽，雙方就數位出版服務要點、數位出版申請作業流程、出版發行合約書以及出版合作備忘錄等相關事宜逐一審慎研擬，歷時 9 個月，至民國 94 年 6 月始告順利簽核公布。

執行迄今逾 3 年，承蒙本校謝董事長孟雄、謝校長宗興、劉教務長麗雲、藍教授秀璋以及秀威公司宋總經理政坤等多位長官給予本組全力的支持與指導，本校諸多教師亦身體力行，主動提供學術專著委由本組協助數位出版，數量已達 30 本，在此一併致上最誠摯的謝意。諸般溫馨滿溢，將是挹注本組持續推展數位出版的最大動力。

本出版團隊由葉立誠組長、王雯珊老師、賴怡勳老師三人為組合，以極其有限的人力，充分發揮高效能的團隊精神，合作無間，各司統籌策劃、協商研擬、視覺設計等職掌，在精益求精的前提下，至望弘揚本校實踐大學的校譽，具體落實出版機能。

實踐大學教務處出版組　謹識

中華民國 98 年 10 月

目　次

第一章　養身保健之道

　　俗語常說「預防重於治療」，防患疾病於未然，不但是人類應該具備的常識，也是現代醫學發展的趨勢，這些概念莫非希望能夠擁有健康的身體。世界衛生組織憲章的前文記載「health is the state of complete physical mental and social well-being, and not merely the absence of disease or infirmity.」其意義為人類追求健康不僅免於病害困苦，同時也要顧及生理及心理的健康及社會等各方面，都能處於良好的狀態，健康的身體可說是全方位的，它必須要有適當的營養、保養與修養方能達成目標，亦有如此才能有滿足、快樂的生活，亦唯有如此才是長壽之本。竟鴻、吳華等在長壽的探索書中曾提及影響壽命的八個因素為：睡眠狀況、衛生習慣、飲食因素、社交狀況、微量元素、音樂素養、形體因素、遺傳因素，其中飲食因素、微量元素與食物攝取有關，也就是營養問題、睡眠狀況、衛生習慣、社交狀況、音樂素養與保養有關，形體與運動有關。

　　董大成教授在養生之道一書中強調：運動與營養為養生的兩大支柱，亦即人類應以均衡營養及適度運動來養生。兩位學者之見解與 WHO 之對健康所下定義可說不謀而合，茲略加以論述如下。

第一節　均衡的營養

　　俗語說「民以食為天」，足見為了生活吃是何等之重要，但是要吃甚麼？要如何吃？隨著經濟之發展，社會型態改變，人類對所吃食物之需求自有修正，在經濟狀況不佳、食物缺乏時代，人類吃食物只為了吃飽，為了補足活動所需之能量，也就是為了活命，那也就是食物所賦予人類之第一項功能。當經濟逐漸改善，食物無缺乏現象時，人類吃食物則漸升級至滿足感官需求，如好吃、好看、有變化等食物之第二項功能。而近年來由於全球經濟突飛猛進，人類追求食物之第三功能即保健之養生觀漸成為重要課題，期待由於食物之第三功能可有效增強免疫力、延長人類壽命之養生理念。儘管人類對食品機能之要求，隨著經濟之改變有不同的需求，然而不管如何飲食的均衡仍為首要。

　　先養成自我要求「早餐吃得好、中餐吃得飽、晚餐吃得少」之基本原則。然後再從下列三個原則思考選擇均衡飲食。

一、從現代營養學觀念來選擇食物

　　為讓國人吃得營養又健康，行政院衛生署製定了一份「每日飲食指南」提供一般民眾選擇及分配食物於三餐的參數，1995 年參考營養學者專家的建議，將奶類自原有五大類之第一類食品中分出，成為六大類食品，如下：

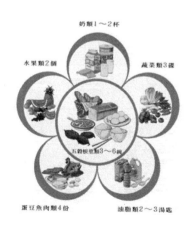

（一）五穀根莖類

此類食品含有大量的醣類及部分的植物性蛋白質和維生素 B 群及礦物質。其中醣類約佔 72～78%，為熱量的主要來源，存在穀類的內胚乳，蛋白質約佔 7～15%，大部分集中在糊粉層、內胚乳及胚芽中，脂肪含量很少，平均為 1～4%，每人每日約需 3～6 碗。

（二）奶類

牛乳中的蛋白質 80%為酪蛋白，20%為乳清蛋白，易被人體吸收，係屬於優質蛋白質，脂肪含量約 3%，乳糖為乳品中唯一的醣類約 4～6%，且富含維生素 B_2、鈣質及磷質等成分，每人每日約需 2 杯。

（三）肉魚豆蛋類

此類食物雖均含有豐富的蛋白質、礦物質及維生素，然而每類不盡相同，簡述如下：

1. 肉魚類

蛋白質含量約 8～20%，脂質含量依種類及季節有異，約 3～40%，含膽固醇，係維生素 B_1 及 B_2 之良好來源，肝臟含維生素 A，肉魚類亦為磷、鐵、銅、鋅等礦物質的良好來源。

2. 蛋類

蛋類之蛋白質生物價高達 92～97，其營養價值高，蛋黃亦含磷脂質、膽固醇、維生素 A、B 群、鐵、硫及磷等元素。

3. 豆類

種類繁多，有以提供蛋白質、脂質為主的，如：花生、黃豆，花生之蛋白質、脂質含量分別為 25%、48%，黃豆則為 37%、18%，有以醣類為主的，如紅豆、綠豆，其醣類含量約為 56～57%，豆類亦為維生素的良好來源，每人每日約需 4 兩。

（四）蔬菜類

蔬菜類含有豐富的礦物質、維生素及膳食纖維，熱量低，為良好的食物來源。1991 年美國開始透過簡單易懂的飲食教育，推動全民飲食防癌運動，建議每位國民每天吃五份新鮮水果蔬菜，以降低癌症的發生率及死亡率，的確，自推動該運動後，每年癌症的發生率下降了 0.7%，死亡率則降低了 0.5%。國人攝取蔬菜及水果的量明顯不足，可以說在蔬菜攝取量上只有 30%的人，而在水果的攝取上只有 15%的人，是符合建議量的標準，纖維的攝取量也只達理想膳食纖維攝取量的一半，這顯示台灣生活水準逐步提高，飲食型態的改變，已嚴重衝擊癌症的發生率及死亡率。因此，行政院衛生署亦提倡天天五蔬果健康又樂活，防癌輕鬆做的防癌運動，期能降低國人罹癌的機率。每人每日至少約需蔬菜類 3 碟，約 300 公克。

（五）水果類

水果含水量約 80% 以上，為維生素及礦物質的良好來源，亦為膳食纖維的重要來源，醣類、脂質之含量除少部分較特殊外，含量均不高，每人每日約需 2 個。

（六）油脂類

油脂為熱量高的食物，除可提高能源外，亦為人體必需脂肪酸的來源，植物性含較多量不飽和脂肪酸，動物油則含較多量的飽和脂肪酸，魚油雖為動物油，然因魚類長期生活在深海底，造成其體內脂肪酸的特殊性，含有多量的 ω-3 不飽和脂肪酸，如二十碳五烯酸（EPA）及二十二碳六烯酸（DHA），每人每日用於炒菜用油約需 2～3 湯匙。

二、從體液酸鹹度的觀念來選擇食物

人類往往因為攝取過多酸性食物、生活步調失常、情緒過於緊張、肉體的緊張等因素使造成酸性體質，這些人容易患高血壓、高血脂症、痛風、糖尿病等慢性病，臉部皮膚沒有光澤、皺紋多、上公車想睡覺、上下樓梯易喘氣、步伐緩慢、動作遲鈍，影響工作效率及身體健康。因此如屬酸性體質者除考慮均衡外，宜少選食酸性食品。強酸性食物例如蛋黃、乳酪、精緻西點、柿子、烏魚子、柴魚等，中酸性食物例如火腿、培根、雞肉、鮪魚、豬肉、麵包、小麥等，低酸性食物如白米、落花生、啤酒、油炸豆腐、海文蛤等；弱鹹性食物如蘿蔔、蘋果、紅豆、甘藍菜、

洋蔥、豆腐等，中鹼性食物如蘿蔔乾、大豆、胡蘿蔔、番茄、香蕉、橘子、南瓜、草莓、黃瓜、蛋白、梅乾、檸檬、菠菜等，強鹼性食物如葡萄、茶葉、葡萄酒、海帶等。

三、從中醫寒、熱性體質觀念選擇食物

中醫將人的體質區分寒性體質（陰證）及熱性體質（陽證），寒性體質宜以熱性食物熱之，熱性體質宜以寒性食物寒之，藉由陰陽調和理論加以調整之。陽證體質含表證、熱證、實證，主要症狀為面紅身熱、神煩氣出、聲大言多、口渴飲冷、尿赤便乾、苔黃、脈數有力等；陰證體質含裏證、寒證、虛證，主要症狀為面色暗淡、精神萎靡、身倦肢冷、氣短懶言、口不渴、尿輕便溏、舌淡、脈沉細無力。

熱性食物代表例如龍眼肉、荔枝、飴糖、扁豆、山楂、胡桃、麵、酒麴、酒、醋、生薑、大蒜、大蔥、胡蘿蔔、橄欖、木瓜、栗子、葡萄、雞肉、羊肉、牛肉、鹿肉、鯽魚、鱒魚、海蝦、鱔魚、鰱魚等。

寒涼性食物代表例如薏仁、綠豆、荸薺、菊花、桑椹子、百合、柿霜、西瓜、小米、豆腐、梨、豆漿、莧菜、油菜、白菜、竹筍、茄子、甘蔗、兔肉、鰻魚、田雞、螃蟹、菱、蛤蠣、牡蠣、藕等。

平性的食物代表例如蓮子、芡實、小麥、黑芝麻、山藥、紅棗、糯米、黑豆、黃豆、豌豆、葫蘆、南瓜、枇杷、青梅、花生、豬肉、鯉魚、烏賊等。

中醫選中藥材亦依人體體質差異而加以適當選擇，並將中藥材區分四性或五性：

1. 溫性藥材主驅寒補虛，代表性藥材含紅棗、黃耆、當歸、川芎。
2. 熱性藥材主驅寒、消除寒證，代表性藥材如肉桂。

3. 寒性藥材主清熱解暑、消除熱證，代表性藥材如金銀花、黃連、大黃、生地黃。

4. 涼性藥材主降火氣、減輕熱證，代表性藥材如薏仁、菊花、西洋參、羅漢果。

5. 平性藥材主健胃開脾、強壯補虛，代表性藥材如枸杞、芝麻、芡實、甘草、白木耳。

中醫亦依藥材之味將之分為五味：

1. 酸味
   (1) 主生津開胃、收斂止汗、幫助消化、改善拉肚子症狀，對應器官為肝。代表物如烏梅、五倍子、五味子、山渣、山茱庾。
   (2) 注意事項：食用過多易損傷筋骨；感冒者勿食。

2. 苦味
   (1) 主清熱瀉火、降火氣、解毒、除煩躁，對應器官為心。代表物如黃連、白果、杏仁、大黃、枇杷葉、黃芩、厚朴、白芍。
   (2) 注意事項：食用過多易消化不良、口乾舌燥、目紅耳鳴、便秘；乾咳體熱者不宜多食。

3. 甘味
   (1) 主補虛止痛、緩和藥性、調和脾胃系統，對應器官為脾。代表物如人參、甘草、紅棗、黃耆、淮山、薏仁、熟地黃。
   (2) 注意事項：食用過多易發胖、傷齒、上腹脹悶；糖尿病患者少食。

4. 辛味
   (1) 主活血行氣、發散風寒，對應器官為肺，代表物例如薄荷、木香、川芎、大小茴香、紫蘇、白芷、花椒、肉桂。
   (2) 注意事項：食用過多易耗氣傷津液、導致便秘、火氣大、痔瘡。

5. 鹹味

 (1) 主瀉下通便、軟堅散結、消腫，多用於大便乾結、消除腫瘤、結核，對應器官為腎。代表物如芒硝、牡蠣、草決明、玉米鬚、茴香。

 (2) 注意事項：食用過多易血壓上升、血液滯凝；心血管疾病、中風患者不宜多食。

　　飲食時要以正確的咬嚼方式用餐原則，即用餐時要先坐好，背伸直，手捧起飯碗。緊閉雙唇，人中（鼻下凹線）要伸直。將食物用左右邊的大臼齒上下用力咬嚼，最後再用上下門牙咬嚼。每一口東西都要充分咬嚼才吞下去。咬嚼時勿發出聲音。

　　每餐懷著感謝的心情用餐，不但有益於食物之消化，而且可使您左右面頰的肌肉對稱、不鬆弛、皮膚有光澤、相貌更有精神。

第二節　保養

　　人體如同一部機器，需要透過適當的保養才能維持良好的機能，因此每一個人平常就必須重視保養，亦即要注意理想體重的維持，適度的運動，有效的睡眠，良好的作息習慣，無不良嗜好，適當的休閒活動，並定期的作健康檢查，其中以運動最為重要，因為經由運動可以攝取更多的氧氣，使組織細胞新陳代謝通暢，及器官機能正常不老化。吳興鏞醫師在其記述王東原將軍腳部運動簡介一文中，特別強調腳部因要擔負全身的重量，從清早到晚整天的活動中，不管站、坐或走路，腳部處在身體最低的位置，腳部的血就最難回到心臟，因而影響其他器官的機

能，欲達此目的，需適時且有恆的定期作腳部運動，除維持良好的腳部機能外並能維持或改善身體健康。

運動是強化健康之本，每日早起做 30 分鐘運動，至少有 3 分鐘心跳大於 120 下，並持之以恆，中國一代哲學大師梁漱溟曾說過「人老從腳開始」，從醫學觀點來看，腳有三項特點：分別為距心臟最遠、站立時腳在身體最底處、行走站立時要承受全身重量。因為腳離心臟最遠，營養這部位的血管當然也最長，人老血管開始硬化，最長之血管當然最先受到影響，尤其它還要擔負全身重量，更甚者，從早到晚整天活動中，無論是站、坐、行，腳部皆處於身體之最低位置，該部位之血最難回到心臟，因為這些血需要經過靜脈瓣（向心臟單方向開的），經肌肉壓縮，更需要的是右心房的負壓，把血由一公尺多的腳部低處抽回來。這是對心功能的一項考驗，所以心臟功能退化，腳就開始腫。然而如能養成定時作腳部運動，而且在睡覺醒來就作，因為在此時段，身體產生一種生長素，可能會刺激一些新微血管，使腳部一直到趾尖之血液循環得以保持或進而改善，並能減少血管硬化或阻塞之現象，以達養生之目標。

第三節　休養

即修身養性，中國為禮儀之邦，凡事採中庸之道，名利能讓且讓不強求，順境時不驕傲，逆境中不自卑自毀。笑口常開，青春常在。因此在修身養性方面需作到下面兩點：第一、要知足常樂，安貧樂道；第二、要心情保持愉快。歡樂是長壽的妙品，笑一笑百年少、愁一愁白了頭。

茲將陳立夫先生在其百歲生日時獻給大家之寶貴心得提供大家參考：

養身在動，養心在靜；飲食有節，起居有時；

物熟始食，水沸始飲；多食果菜，少食肉類；

頭部宜冷，足部宜熱；知足常樂，無求乃安；

需熱心、進取、樂群達觀，保持自我圓融達觀，

不與人爭吵以及快樂的心情，期能適應社會，生活更充實更滿足，

自然心曠神怡，延年益壽。

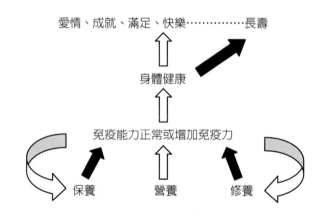

愛情、成就、滿足、快樂……………長壽

身體健康

免疫能力正常或增加免疫力

保養　　　　營養　　　　修養

●維持理想體重	●營養輔助食品	●達觀、快樂心情
●天天紓解大便	●飲食均衡多樣化	●保持自我圓融
●注意生活環境衛生	●機能性食品適量補充	●熱心進取、樂群
●適度運動	●注意食品衛生安全	
●時時排解小便		
●適當休閒活動		
●有效睡眠		
●戒煙、不酗酒		
●定期健康檢查		

第四節　保健養生參考方

1. 黃耆枸棗飲（每日保健茶飲）

材料：參鬚 2 錢，黃耆 2 錢，枸杞 1.5 錢，紅棗 1.5 錢
作法：加水熬煮或以熱水沖泡增強人體免疫能力

2. 菊花枸杞飲（溫和護眼茶飲）

材料：菊花、枸杞適量
作法：（1）菊花熬煮或以熱水沖泡
　　　（2）加入枸杞，靜待 1 分鐘

3. 黑木耳燴豆腐（改善喉嚨有痰）

材料：黑木耳 7 錢，豆腐 200 公克
作法：（1）豆腐川燙，黑木耳用熱水泡開洗淨
　　　（2）大火起油鍋先放黑木耳，放清湯滾後用太白粉勾芡，再放
　　　　　入豆腐即可

4. 黑木耳紅棗湯（改善貧血、體虛，具預防血液栓塞）

材料：黑木耳 5 錢，紅棗 30 顆，黑糖 2 大匙
作法：將黑木耳、紅棗洗淨，入鍋加水同煮，待紅棗爛，加糖即可

5. 預防心肌梗塞的食療方

材料：大芹菜半棵，濕黑木耳一飯碗，去蒂浸水冬菇一飯碗，山楂粉二
　　　兩，丹參粉二兩，黃耆粉二兩

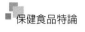

作法：（1）上述物料全部放入果汁機內，加約 3000cc.開水將其打爛成
薄漿

（2）薄漿倒在鍋中煮滾後，倒入瓶中待冷，置入冰箱貯存備用

6.杜仲排骨燉（改善肝腎不足之腰痠背痛，杜仲更可降血脂、血壓）

材料：杜仲 4 錢，排骨半斤，紅棗和枸杞適量，米酒一大匙

作法：（1）排骨先川燙備用

（2）將所有材料置電鍋中加水蓋過所有材料燉約 25 分鐘

第五節　其他注意事項

一、甜食

飴糖（麥芽糖）、砂糖、甘蔗等，因過食甜物容易使脾胃滯氣產生悶飽感，進而化熱、蛀齒、生痰，凡是胃部飽滿、噁心、泛酸、嘔吐、黃疸、便秘、水腫、牙痛、痰多、咳喘等病人皆不宜過食。

二、辛辣類

辣椒、花椒、胡椒、薑、蒜、蔥等。此類性味溫熱，少食能通腸胃，適合脾胃虛寒的泄瀉或胃痛的病人，但多食易生痰、動火、生風、傷陰耗氣。

三、酸澀果品

此類食品被認為應少吃或忌食，因多食會損齒，且因酸會斂津、聚痰，溫性的酸澀果品易生內熱，故喘痰患者宜少食。

四、寒涼瓜菜

苦瓜、萵苣、茭白、絲瓜、黃瓜、西瓜、冬瓜、香瓜等。性多寒涼，能清熱生津。適於熱證口渴、咽痛、便秘等患者，寒證、體質偏寒人宜慎食。

五、油膩食品

動物脂肪及煎炸食物，味厚膩滯，會生痰、生熱而損傷脾胃。外感熱證及泄瀉者禁忌。肝膽疾病、慢性胃腸病及中風患者皆不相宜。

六、發物

指食後易引發舊病或加重病情，甚至引起動風（如風疹、抽搐、暈眩）食物。凡是容易過敏、長瘡、出血、目疾，及生產、病後者最好少吃或忌食。動物性發物食物：公雞、鯉魚等。植物性發物食物：芥菜、油菜、香菇、茄子、竹筍及多數辛辣植物等。

◎問題與討論

1. 何謂均衡飲食？

2. 請依體液酸鹼性之概念自我評估是屬於哪種體質，應如何選擇食物？

3. 請依寒熱性體質之概念自我評估是屬於哪種體質，應如何選擇食物？

4. 何謂三養？三者關係如何？

5. 試述五味指的是什麼？

第二章　保健性食品

第一節　定義

　　保健食品應該是一種膳食的補充品（dietary supplement），即補充日常飲食所不足的營養素的意思。在美國所謂保健食品指的是 1994 年健康資訊及教育法案（Dietary Supplement Health and Education Acts, DSHEA）所規定的含有一種以上的草本植物、維生素、礦物質或胺基酸等營養素之膳食的補充品，大陸則在 1996 年定義保健食品為具有特定保健功能及調節機體功能的食品。

　　保健食品是食品、是營養素，有別於藥品，一般人不會因為沒有進食藥品而生病，但一般人可能因為選用食品或營養素不當而造成營養缺陷症，相反的當一個人有病時，他（她）可能因未進用適當的藥品而健康受損，藥品可用於診斷或治療疾病，保健食品則僅用作膳食的補充品。

第二節　食品的機能

　　食品所含之成分經過人體消化吸收後對人體的生理現象所產生整體性之影響的功用，可分為下列三種機能：

一、第一機能

　　營養素吸收後所賦予之功能即食品中的營養成分對維持生命上短期或長期之作用機能，亦稱為營養機能或初級機能，即提供蛋白質、脂質、維生素、礦物質等營養素及熱量的來源。

二、第二機能

　　滿足感官之機能亦即食品組織及食品成分訴求於感覺之機能，如味覺、嗅覺、視覺等機能，亦稱感官機能或次級機能，即滿足人類對食品之色澤、味道、香氣、質地等之機能。

三、第三機能

　　身體調節之機能，亦即食品對身體情況的調節機能亦稱體況調節機能或三級機能，例如降血脂、降血壓、預防骨質疏鬆、保肝、調節腸胃道等機能。

　　如牛乳可提供蛋白質、脂質、鈣質、維生素 B 等之營養素，其被吸收後可維持有機體之生命，乃指其第一機能。而原味之牛乳往往因為味道之特殊讓許多人接受度不高，如將其調成更適性之產品如草莓風味，增加其甜度或香味則大大提高其接受度，提高對牛乳的味覺機能，此種藉由調配使能滿足感官之機能者，乃是其第二機能。又將牛乳接種乳酸菌如比菲得有益菌，經發酵後製成的乳酸飲料如優酪乳，具有調節腸胃機能則為其第三機能。

第三節　機能性食品

　　機能性食品（functional foods）是由 1984 年日本文部省的「食品機能系統的解析與拓展」專案研究衍生出來的名詞。根據該專案研究的結論指出：食品具有初級機能（補給營養）、次級機能（賦予味、香）及三級機能（對人體維持生命活動之調節機能）（圖 2-1）。具體而言，機能性食品是應用物理的、生物化學的，或生物工程等方法，對既存的食品加以設計、製造成為具有改善人體的防禦功能，調節身體狀況（例如，抑制特定物質的吸收，或促進特定物質的吸收，食慾亢進等調節作用）等機能之食品，而且可日常攝取的一種加工食品，其機能可大略區分為調節體能、改善防禦功能、抑制老化、預防疾病、回復疾病（圖 2-2）。此種機能性食品的種類日益增加，已成為食品工業主要發展產品之一。

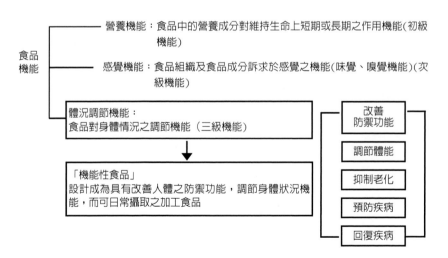

圖 2-1　機能性食品之概念

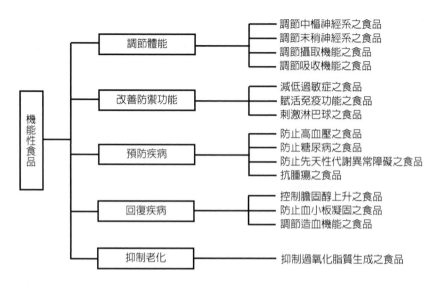

圖 2-2　機能性食品的機能別分類

　　隨著科技之進步與時代之邁進，目前在市面上之機能性食品大致上可分為三代：

一、第一類（代）機能性食品

　　原本就存在自然界之食品，亦即食用者親身體認到此類食品之健康效益。

二、第二類（代）機能性食品

　　應用食品科技來萃取濃縮天然食品，即經改進製造加工過程，提高機能性因子之含量的食品。

三、第三類（代）機能性食品

　　以生物科技來設計符合消費者健康需求之產品，即以特定目標作為設計理念而開發的食品。

第四節　其他相關名詞

一、有機食品

　　利用水、土、空氣、日光等自然資源，選擇生物（動物及植物）予以栽培或飼養，以提供糧食，作為維持及繁衍人類生命之用，例如有機農場生產之作物。

二、特殊營養食品

　　加強某一類營養素，作為特殊狀況的營養需求補充，又可稱為營養強化或特定用途之食品，例如幼兒用調製粉乳，高齡者用食品，慢性病患用食品。

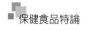
三、計畫性食品

針對特定的目標來篩選適合的食品，如此研究所得之食品即稱為計畫性食品，例如靈芝培養液之靈芝多醣體含量與其培養時間有密切關係，有經驗之研究者可依其特性設計培養條件，以收功能高的產品。

四、類藥劑食品

其效果相當於藥品，但卻是以食品的型態供應給一般大眾使用，例如四神湯含山藥、蓮子、芡實、茯苓、薏仁等藥材，具抗癌功效，澱粉含量高，平時可燉煮食用。

五、健康食品

滿足消費者增進健康期待的食品，在我國此類食品必須經過安全性及機能性評估，方可稱之。

六、基因改造食品

以人為的方法，改變物種的基因序列，而達到改變生物的性狀，此種新產品稱之，例如具抗菌作用、耐貯存性的基因改良番茄。

第五節　保健食品發展動向

　　近年來許多先進國家由於公共衛生的進步，醫療技術水準的提昇及經濟發展，使得國民平均壽命逐年延長。人口結構高齡化的結果，也造成疾病型態以慢性疾病為主的現象；而經濟富裕的結果，促使民眾尋求保健養生更為殷切，也更願意投資於「健康」。

　　現代科學已證實大多數慢性疾病和個人生活型態有關，但行為改變需要相當的毅力，而人性是疏懶的。一般人的想法是，若能在日常生活中，經由食品保健來養生，以防止老化，預防慢性病的發生，則可收「事半功倍」的效果，可謂美事一樁，截至目前為止，產品只要是號稱能改善身體某功能，大部分的人便趨之若鶩，故而開創出所謂的「健康食品」之市場需求。而業者也為了獲取更大的利潤，利用現代社會資訊發達，由大眾媒體不斷傳送出各種訊息，以強勢的行銷手法，激發消費者的購買慾。造成此現象其原因分析如圖 2-3。由該圖顯示由於人類之經濟地位的提高，國家醫療保險制度之普及，以及大眾傳播工具的發展等三個因素為主要造成健康食品熱潮的社會性原因。

　　「健康食品（Healthy food）」的用語容易引起爭議，因為食品本身含有蛋白質、脂質、澱粉等營養成分，均有益於健康，不必再冠上「健康」之名。但不容諱言，有些食品的確能改善器官的功能，因而造成食品與藥品之間的分界有些模糊，也因此造成管理上的許多困擾。

　　健康食品的發源地在日本，為了解決此種混亂不明的用語，目前衍生出許多較具體的名詞，諸如「機能性食品（Functional food）」、「特定保健用食品（Foods for specified health uses）」、「膳食補充品（Dietary supplement）」等，就健康食品的定義加以釐清，以便管理。

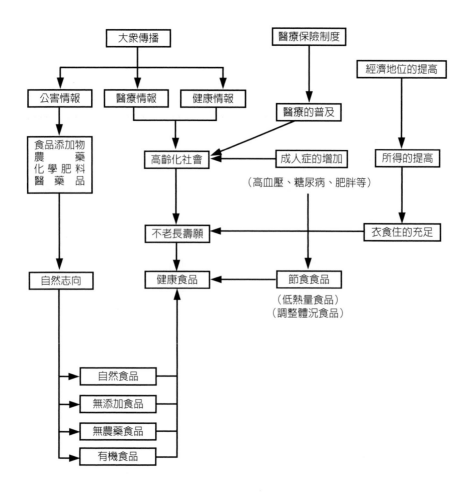

圖 2-3　掀起健康食品熱潮的社會性原因

　　我國已於民國 88 年 2 月 3 日由總統令公布「健康食品管理法」，並於同年 8 月 3 日正式生效施行。從此原本是一項日常用語（商業名詞）的「健康食品」，在我國就轉變成為法律用語（法定名詞）。

　　我們鄰國的日本、美國與中國大陸在這類食品市場之發展與管理略微不同，茲分述如下：

一、日本健康食品市場

　　日本對健康食品的概念歷經多次的變化才形成今天的狀況，1960年代是它的形成期，健康食品的名詞初現市場，消費者尚未對它有明確的概念，1970年代健康食品的市場由專業廠商及批發商控制，消費者對健康食品的認知，大多由廠商擴散出的資訊中獲得。1980年代初期日本健康食品市場值已達2000億日圓，參與這個市場的廠商也多達3000多家，市場上充滿了蓬勃朝氣，各式各樣的新產品不斷問市，消費者的接受程度也提高很多。到了1984年，市場值更高達4000億日圓，日本此時堪稱健康食品的王國也不為過，但是日本政府厚生省眼見此一龐大市場，居然沒有一個適當的法規加以管理，於是在當年著手擬訂健康食品的各項法規及政策。

　　因應這種趨勢，日本厚生省於1988年8月設置「機能性食品懇談會」，聘請食品、衛生、醫藥領域的學者專家擔任委員，對於機能性食品加以徹底的檢討，並於1989年4月提出期中報告，將機能性食品加以定位。該會於1989年11月向厚生省提出「機能性食品檢討會檢討結果報告書」，建議將機能性食品命名為「特定保健食品（Foods for specified health uses）」，並將其納入特殊營養食品的範疇。1991年8月厚生省修訂營養改善法施行細則的部分條文，而將「機能性食品」正名為「特定保健用食品」，並自同年9月開始接受認證申請。

　　特定保健用食品是指能提供特殊營養素或具有特定的保健功效，而非以治療、矯正人類疾病為目的之食品（如圖2-4）。

　　日本的特定保健用食品是依據營養改善法第12條第1項的規定，添加能調節人體機能的成分，而能以醫學的、營養學的方法證明其保健效果的食品。由厚生大臣依特定保健用食品制度加以管理（目前的施行細則於1997年10月20日修訂）。

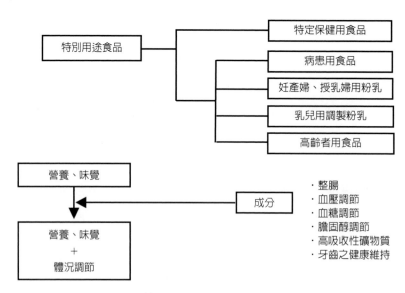

圖 2-4　日本特別用途食品中特定保健用食品的分類

　　特定保健用食品申請許可時，必須附上有關產品安全性及功能性的研究證據，其審核過程遠較一般健康食品嚴謹，依據營養改善法施行細則第 8 條第 1 項之五的規定，可使用特定保健用食品認證標誌。

　　為了協助設定健康食品、特別用途食品、及特定保健用食品的規格基準及推行認證制度的作業，在厚生省生活衛生局食品保健課的主管下，於 1985 年成立財團法人日本健康、營養食品協會（Japan Health Food & Nutrition Food Association, JHFA），依據該協會設定的規格基準，分別核准下列三種認證標誌。

（一）健康食品

補助偏食的營養食品。

其認證標誌如右：

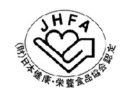

（二）特別用途食品

調節營養成分，供應需要食療的人或健康上有特別狀況的人（如病患、乳兒、妊產婦、高齡者），以維持健康的加工食品，其認證標誌如下：

區分：
病患用食品
乳兒用食品
妊產婦用食品
高齡者用食品

（三）特定保健用食品

以醫學、營養學的方法證明其保健效果及用途的食品。其認證標誌如右：

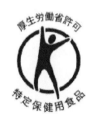

二、美國健康食品市場

美國國會在 1994 年通過膳食補充品的健康資訊及教育法案（Dietary Supplement Health and Education Act, DSHEA），明確地將膳食補充品與食品間的差異加以區分，明白地將「食品（Food）」、「膳食補充品（Dietary supplement）」及「藥品（Drug）」三大類產品的管理範疇

清楚地界定，並且明文規定美國聯邦藥物暨食品管理局（Food and Drug Administration, FDA）應將其主管的口服產品分成食品、膳食補充品、藥品三種品項管理之。

　　DSHEA 的制定有效地平息美國五十多年來健康食品究竟應當分類成食品或藥品的紛爭；更重要的是，DSHEA 的實施將使得美國民眾在選購健康食品時能有更安心、更安全的消費空間。

　　目前美國膳食補充品的市場年產值高達 89 億美元，是因為光是美國本土就有六百多家廠商，市面上現在的膳食補充品多達四千餘種。多項大規模的全國調查也顯示，超過 50%的美國民眾有服用膳食補充品的習慣。上述的事實使得美國政府必須正視規範膳食補充品管理辦法的必要性。因此，美國國會在聽取民意之後，便提出 DSHEA 草案，並同時敦促美國「健康及民眾服務部（Department Health and Human Service）」進行膳食補充品管理方式的相關研究，最後促成 DSHEA 的通過。

　　以往美國 FDA 在管理具有保健功效的食品時，常常將其認定為「不被許可的食品添加物（Unapproved food additive）」，使得這一類食品往往無法正面告知消費者其健康效益。DSHEA 最大的特點在於將具有保護功效的口服食品，獨立另成一類「膳食補充品」，允許相關產品以報備方式，宣傳產品對人體生理機能的影響。根據 DSHEA 的定義，膳食補充品是某一類特定的口服食品，可以作為一般膳食補充品之用。膳食補充品可以用錠劑（Tablet）、膠囊（Capsule）、粉末狀（Powder）、軟膠囊（Softgel）、膠囊錠（Gelcap）、口服液（Liquid）等形態出現，供食用者口服之用。

三、中國大陸健康食品市場

（一）管理制度

中國大陸早在 1984 年就成立中國保健食品學會的學術組織，倡議積極發展保健食品（功能食品）。到 1995 年初，民間自發的保健食品企業已達 3000 家，保健食品達 3000 種，產值達 300 億元人民幣。其後經過法制化規範整頓與監督管理，到 1999 年上半年，經政府批准的保健食品已近 2000 種。大陸保健食品仍在持續發展，其發展背景概括歸納如下：

1. 中國傳統醫學中，養生保健理論是保健食品發展的東方飲食文化基礎。
2. 強烈的社會需求是保健食品的發展動力。
3. 現代科學理論發展及其指引下，有效物質資源的開發是保健食品發展的理論與物質的保證。
4. 政府宏觀導向和質量監控，也是大陸保健食品發展的重要背景條件之一。

中國大陸保健食品的發展歷經三個階段，1994 年以前，保健食品產業異軍突起發展迅速，生產企業及產品數量急劇增加，產業規模不斷擴大。但由於市場調控力度不足，造成產品嚴重重複且良莠不齊，市場出現混亂，因而造成 1995～1997 年的市場低迷，保健食品業發展進入震盪調整階段。近期以來，大陸衛生部及有關部門加強了保健食品的審核及質量管理工作，使保健食品的生產經營得到有效規範。中國大陸衛生部「保健食品管理辦法」已於 1996 年 3 月 15 日發布，1996 年 6 月 1

日起施行，市場上保健食品的混亂局面應能得到改善。該辦法的主要內容如下：

1. 保健食品係指具有特定保健功能的食品，適於特定人食用，具有調節人體功能，不以治療疾病為目的之食品。

2. 凡聲稱具有保健功能的食品，必須經大陸衛生部審查確認，發給「保健食品批准證書」和批准文號，並使用大陸衛生部規定的保健食品標誌；已由國家有關部門批准生產經營的藥品，不得再申請「保健食品批准證書」；進口保健食品時，進口商或代理人必須向大陸衛生部提出申請，取得「進口保健食品批准證書」，並在包裝上標註批准文號和保健食品標誌。

3. 食品生產企業在生產保健食品前，必須向所在地省級衛生行政部門提出申請，經審查同意後，在申請者的衛生許可證上加註「某某保健食品」的許可項目後，方可進行生產；凡未經衛生部審核批准的食品，不得以保健食品名義生產經營，未經省級衛生行政部門審查批准的企業，不得生產保健食品。而且生產者必須按照批准的內容組成生產，不得改變產品的配方、生產技術、產品質量標準以及產品名稱、標籤、說明書等；同時規定經營者採購保健食品時，必須索取衛生部發放的「保健食品批准證書」複印本和產品檢驗合格證。

4. 要求保健食品的標籤和說明書必須符合國家有關標準；其名稱應當準確科學，不得使用人名、地名、代號及誇大或容易誤解之名稱；標籤、說明書和廣告內容必須真實，符合其產品質量要求，不得暗示可使疾病痊癒的宣傳，並嚴禁利用封建迷信進行宣傳。

5. 保健食品生產經營者的一般衛生監督管理，按照「食品衛生法規」及有關規定執行。各級衛生行政部門應加強對保健食品的監督、

監測及管理。衛生部對已經批准生產的保健食品，要加強監督檢查，並向社會公布抽查結果。凡有違反者，按「食品衛生法」、「食品廣告管理辦法」的有關條款進行處罰。

自「保健食品管理辦法」頒布實施以來，中國大陸衛生部已陸續頒發了約 2000 種產品的保健食品批准文號。

（二）市場概況

1. 地域分布概況

在 1980 種保健食品中，大陸國產保健食品有 1793 種，進口保健食品有 187 種（表 2-1）。產地集中於廣東、北京、山東、江蘇、上海、天津；這六個省市的產品佔全部國產保健食品的 54.52%（表 2-2）。進口產品以美國產品最多，佔全部進口保健食品的半數左右（表 2-3）。

表 2-1　中國大陸保健食品的保健功能分布

保健功能	產品數	百分比（%）	保健功能	產品數	百分比（%）
免疫調節	791	30.68	抗輻射	23	0.89
抗疲勞	376	14.58	改善營養性貧血	17	0.66
調節血脂	367	14.23	清咽潤喉	11	0.43
營養素補充劑	166	6.44	改善視力	4	0.16
耐缺氧	95	3.69			
延緩衰老	106	4.11	調節血壓	5	0.19
抑制腫瘤	85	3.30			
改善胃腸道功能	90	3.49	改善微循環	3	0.12
改善睡眠	74	2.87			
調節血糖	64	2.48	促進排鉛	2	0.08

改善記憶	52	2.02	阻斷 N-亞硝基化合物合成	2	0.08
減肥	54	2.09			
抗氧化	42	1.63	升高白細胞	2	0.08
對化學性肝損害有保護作用	37	1.44	促進泌乳	2	0.08
美容	29	1.12	防齲護齒	1	0.04
增加骨密度	30	1.16	改善性功能	0	0.00
抗突變	22	0.85	功能數	2578	100.0
促進生長發育	26	1.01	合計產品數	1980*	

* 產品數＝功能數－（358＋82×2＋20×3＋4×4）＝2578－598＝1980

註：一種功能的產品：1517、兩種功能的產品：358、三種功能的產品：82、四種功能的產品：20、五種功能的產品：4

表 2-2　中國大陸國產保健食品的地域分布

企業所在省市	產品數	百分比（%）	企業所在省市	產品數	百分比（%）
廣東	306	17.06	陝西	33	1.84
北京	217	12.10	內蒙古	27	1.51
山東	131	7.30	山西	18	1.00
江蘇	127	7.08	海南	17	0.95
上海	104	5.80	重慶	16	0.89
天津	93	5.18	湖南	14	0.78
湖北	89	4.96	寧夏	12	0.67
浙江	84	4.68	甘肅	9	0.50
河北	83	4.63	安徽	7	0.39
四川	62	3.46	雲南	7	0.39
廣西	53	2.95	貴州	6	0.33
河南	49	2.73	新疆	5	0.28
黑龍江	45	2.51	西藏	5	0.28
吉林	43	2.40	青海	4	0.22
江西	40	2.23	待查	11	0.61
福建	40	2.23			
遼寧	37	2.06	合計產品數	1794	100.0

表 2-3　中國大陸進口保健食品的生產國別與地區分布

生產國	產品數	百分比（%）	生產國	產品數	百分比（%）
美國	63	33.69	新加坡	1	0.54
巴西	1	0.53	法國	1	0.53
韓國	10	5.35	台灣	1	0.54
日本	8	4.28	瑞士	1	0.53
加拿大	6	3.21	英國	2	1.07
泰國	5	2.67	丹麥	1	0.53
香港	17	9.09	澳大利亞	2	1.07
冰島	1	0.54	南斯拉夫	1	0.54
馬來西亞	1	0.53	其他	63	33.69
紐西蘭	2	1.07	合計	187	100.00

2. 功能分布概況

　　具有免疫功能的保健食品共 791 種，其次是具有抗疲勞功能的保健食品和調節血脂的保健食品。在已批准之產品中，除衛生部已認可的 24 種保健功能外，還有抗氧化、改善微循環、阻斷 N-亞硝基化合物合成、升高白細胞、改善骨質疏鬆、防齲護齒以及美容功能中的豐乳等。這些功能在申報過程中，必須向評審委員會提出相關的試驗結果。1517 種產品只具有一種保健功能，358 種產品具有兩種保健功能，82 種產品具有三種保健功能，20 種產品具有四種保健功能，有 4 種產品具有五種保健功能。另外營養素補充劑也佔了相當大的比例，共計 166 種，其中國產為 100 種，進口品 66 種。

3. 劑型分布概況

　　現有產品主要是膠囊、口服液、片劑、酒類和沖劑較多，這類劑型的產品就佔了 71.3%。具有一般食品形態的產品，如糖、罐頭、醋、餅乾、蜜餞等約佔 3%（表 2-4）。

表 2-4　中國大陸保健食品的外型（劑型）分布

外型 （劑型）	產品數	百分比 （%）	外型 （劑型）	產品數	百分比 （%）
膠囊	456	23.04	軟膠囊	50	2.53
口服液	364	18.39	粉劑	37	1.87
片劑	274	13.85	滴劑	33	1.67
酒	165	8.34	奶粉	29	1.47
沖劑	152	7.68	膏	25	1.26
茶	135	6.82	複合（兩種 以上外型）	25	1.26
飲料	89	4.50	蜜餞參	12	0.61
傳統*	63	3.18	油	7	0.35
丸劑	62	3.13	噴劑	1	0.35
合計				1979	100.00

4. 主要原料分布概況

　　中國大陸保健食品主要原料的分布概況示於表 2-5。這些保健食品的適宜人群分布示於表 2-6。

表 2-5　中國大陸保健食品的主要原料分布

主要原料	產品數	百分比 （%）	主要原料	產品數	百分比 （%）
藥食兩用 原料與中藥	422 （271＋151）	21.44	微生物類	50	2.54
			植物類原料	37	1.88
參類	358	18.19	螞蟻	33	1.68
蜂產品	186	9.45	鱉	29	1.47
傳統食品原料	162	8.23	銀杏葉	25	1.27
中草藥	129	6.55	花粉	25	1.27
動物類	119	6.05	鯊魚軟骨	12	0.61
靈芝	117	5.95	絞股藍	7	0.36
螺旋藻	99	5.03	鯊魚	1	0.05
蟲草	80	4.07	茄紅	1	0.05
魚油	75	3.81	人工提取 或合成原料*	1	0.05
合計				1968	100.00

* 指所用原料為提取物，而非常見的食品原料，如褪黑素、維生素等。

表 2-6　中國大陸保健食品的適宜人群分布

適宜人群	各人群 適用產品	百分比 （%）	適宜人群	各人群 適用產品	百分比 （%）
體弱者	738	24.52	改善記憶人群	31	1.03
非健康狀態人群	681	22.62	過度疲勞人群	326	10.83
中老年人	598	19.87	青少年	121	4.02
女性人群	36	1.20	營養素缺乏者	165	5.48
男性	4	0.13	惡劣環境下 工作人群	104	3.46
美容	75	2.49	成年人	81	2.69
各類人群	41	1.36	嬰幼兒	9	0.30
			合計	3010*	100.00

* 內有重疊（一種產品適用於幾種人群），產品實際數 1981 種。

四、台灣健康食品市場

（一）管理制度

健康食品管理法已於 1999 年 1 月 14 日經立法院第三屆第六會期第十五次會議通過。其內容共有七章三十一條如下（詳附錄一）：

第一章　總則（第一條～第五條）

第二章　健康食品之許可（第六條～第九條）

第三章　健康食品之安全衛生管理（第十條～第十二條）

第四章　健康食品之標示及廣告（第十三條～第十五條）

第五章　健康食品之稽查及取締（第十六條～第二十條）

第六章　罰則（第二十一條～第二十九條）

第七章　附則（第三十條～第三十一條）

國內「健康食品」（保健用食品）自 1999 年 8 月 3 日起，必須向衛生署申請登記取得許可證，才能以「健康食品」名義販售。未取得許可證而宣稱保健功效，最重可處三年以下有期徒刑或併科 100 萬元以下罰金。

衛生署已公告健康食品標誌（圖 2-5），讓合格業者貼於產品上。為配合健康食品管理法施行，衛生署已於 1999 年 5 月 21 日公布「健康食品申請許可辦法」。有意申請健康食品許可證的業者須檢送申請書、原料成分規格含量表、產品安全評估報告、產品保健功效評估報告、保健功效成分鑑定報告及檢驗方法、保健功效安定性檢驗報告等（詳附錄一）。

　　衛生署認可的保健功效為「調節血脂作用」、「調節血糖功能」、「輔助調整過敏體質」、「免疫調節功能」、「不易形成體脂肪」、「抗疲勞功能」、「改善骨質疏鬆」、「延緩衰老功能」、「護肝功能」、「牙齒保健」、「輔助調節血壓功能」、「調整腸胃功能」及「促進鐵吸收功能」共 13 種等，未來健康食品業者，不能隨便宣稱其產品具抗癌、降低血糖、血脂、膽固醇的療效。

（二）衛生署核發健康食品許可證產品

　　請參考行政院衛生署食品資訊網 http://www.food.doh.gov.tw。

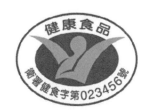

◎問題與討論

1. 所謂食品之機能指的是什麼？

2. 試述機能性食品主要之機能為何？

3. 試述機能性食品普受大眾喜愛，主要受哪些因子影響？

4. 簡單說明中、日、美等國對機能性食品之專用名詞為何，需具備哪些條件方能使用。

5. 基因改造食品是一種機能性食品嗎？為何？

6. 目前國內業界可向衛生署申請健字號之功能性食品種類有哪幾種？

第三章　保健食品成分分析

第一節　蛋白質分離純化

一、蛋白質之萃取

　　蛋白質存在動植體內，司組織建構、修補及提供熱量等功能，其構成基本單位為胺基酸，依胺基酸結合方式及其數目，可分為一級、二級、三級及四級結構，種類繁多，特性亦異，萃取方法不同，所得產物不一。常用於蛋白質萃取的方法有下列三種：

（一）Osborne's classification

　　1940 年 Osborne's 利用不同溶劑將 Protein 分別抽出並將其分類如下：

1. albumins：以中性冷水抽取而得。
2. globulins：以 0.5M Nacl 溶液利用 salt in 的原理將 globulins 抽出。
3. prolamins：以 70% EtOH 萃取得到 Prolamins（醇溶穀蛋白）。
4. glutelins：以 0.1N HOAC 溶液抽取得到 glutelins（麩蛋白）。
5. insoluble protein：以稀鹼萃取得到難溶性蛋白質。

（二）Alkali extraction

以 pH10 之 NaOH 鹼性溶液可抽出所有的蛋白質,再將其區分純化。

（三）**Buffer solution extraction**

利用 pH 值的改變來抽取不同的蛋白質。

二、蛋白質的回收

（一）等電點（Isoelectric point, pI）

因食品中蛋白質的種類很多,其 pI 分布廣泛,因此可利用調整不同的 pI,以沉澱不同的蛋白質,如 11s 的 soy protein 其 pI 為 6.4,黃豆分離蛋白（soy protein isolate）之 pI 為 4.5,可將萃取液調整其 pH 值,進行不同蛋白質的回收。

（二）鹽析法（**Salting out**）

因蛋白質分子表面的疏水性區域,都聚集許多水分子,當鹽類加入時,這些水分子被抽出,以便與鹽離子進行水合,暴露出來的疏水性區域相互結合,形成沉澱。$(NH_4)_2SO_4$ 溶液是一種中性鹽,對蛋白質具良好的安定作用,又因其離子容積較大,吸走水分子能力強,故當被用作有效的鹽析（salting out）溶液。

（三）溶劑沉澱法（Solvent precipitation）

有機溶劑（如丙酮、乙醇）加入後可使蛋白質水合程度降低，改變介電常數，對水溶解度減少，蛋白質開始聚集在一起，因而達到分離效果。

（四）低溫沉澱法（Cryoprecipitation）

利用蛋白質分子在不同溫度溶解度不同之原理，在低溫可得到低溫不溶性的部分，例如：11s 的 soy protein 在 2～4°C 隔夜可得沉澱物。

（五）三氯醋酸沉澱法 TCA（Trichloro acetic acid）

TCA 為很強的蛋白質變性劑，許多蛋白質遇到 TCA 都會變性沉澱，無法再恢復原態。

三、蛋白質濃縮技術

（一）Dialysis（透析法）

透析法是將溶液中大小不同的離子或分子，通過具有選擇性的滲透膜而分離，其驅動力是薄膜兩側的溶質濃度差。藉由半透膜的透析作用，較小的離子或分子通過了半滲透膜，當離子或分子的大小大於半滲

透膜的孔徑時而被半滲透膜截留下來，由於溶質的濃度差，使得較小溶質可以由溶液側流至溶劑側。

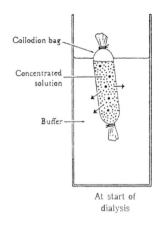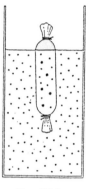

圖 3-1　透析法

（二）**Ultrafiltration**（超過濾）

1. 利用粒徑排除法，選擇適當孔洞之過濾膜或纖維素，使一定程度的不要的物質可以濾過而排除之，並將原液得以濃縮使濃度上升，以達到濃縮的效果。

2. 可選用不同的 membrane 進行分子切除（M.W.cut off），例如 PM10 之薄膜可將 M.W.10,000 以下之分子去除，PM30 可將 M.W.30,000 以下之分子去除，具有濃縮及透析雙重功用。

3. 利用 sephadex G-10 or G-15 的 dry powder 混合水做成溶液，靜置，離心，取上層液為濃縮之溶液，其中 G-10 代表該型之 Sephadex 可吸 10 倍量的水，G-15 則吸 15 倍水。

4. Millipore，利用 pore size 之不同，配合抽氣（suction）進行過濾
   （filtration）。

5. Hollow fiber

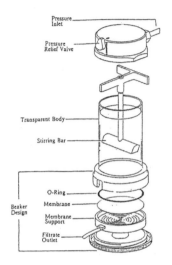

☆利用不同的 membrane
進行 MW cutoff.
ex.PM10 ： MW10,000
　　YM2　： MW 3,000
　　YM3　： MW 5,000

具 有 concentration and
dialysis 之功用。

圖 3-2　超過濾法

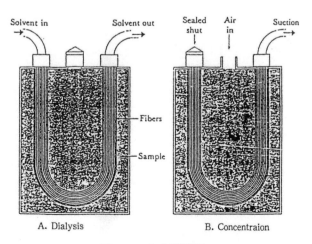

圖 3-3　中空纖維膜

利用纖維膜具有高孔隙率和使用中空纖維膜，可以有效地擴大膜面積，從而提昇非常高的過濾性能。

四、蛋白質之測定

（一）kjeldahl method

樣品以濃 H_2SO_4 分解（加 catalyst）形成（NH_4）$_2SO_4$，在鹼性溶液下蒸餾，以定量的酸收集餾出液（NH_3），並以適當的鹼滴定之。

※吸收 NH_3 所用之試液如下：

1. mineral acid（Macro 時）：以 HCL 或 H_2SO_4 收集 NH_3，過量的酸再以鹼逆滴定。
2. boric acid（semimicro 時）：形成 NH_4-borate，直接用 HCL 或 H_2SO_4 滴定。

（二）Dumas method（乾式）

將 protein 燃燒，以鹼吸收 CO_2，硫酸鹽吸收 H_2O，剩下之 N_2，可用 N-Analyzer 量體積，算出含 Nitrogen 之量。

（三）Dye-binding method

此法適合固體，尤其是穀粉類（cereal），可將 cereal powder 加 Orange G, Acid orange 12 及 Amido black 10B 等三種混合色素液混合均勻振盪

10 分鐘，離心取上層液，利用原來之 dye 的吸光值（A）已知，但可被 Protein 吸收，故經與 protein 混合振盪後，離心所得之上層液再測其吸收值（B），兩者之差即可算出 Protein 之量，此法主要用以定量 basic amino acid。

（四）UV-absorption

針對 aromatic amino acid 之吸光值來測定，通常用 280nm，其中 phenylalanine 與 nucleic acid 相同，為避免干擾，故將波長設在 280nm。phenylalanine 最大吸光值 260nm，tyrosine 最大吸光值 274.5nm，tryptophan 最大吸光值 278nm，nucleic acid 最大吸光值 260nm。

（五）Biuret method：主要測 polypeptide 之含量

利用 Biuret Alkaline Cu+2 與 Peptide 之呈色反應，予以定量之，但分子之大小會影響其顏色，小分子顏色 red~purple，大分子顏色 violet~blue，即顏色由 red~violet~blue。

（六）Lowry's method

1. 試劑

(1) A 液：無水碳酸鈉 10 克與氫氧化鈉 2 克溶成 500 毫升水溶液。（貯存在 4°C）

(2) B 液：硫酸銅（含有 5 個 H_2O 分子）1.6 克與檸檬酸鈉（含有
兩個 H_2O 分子）2.3 克溶成 200 毫升水溶液。（不可見光，可
用褐色瓶貯存在 4°C。）

(3) C 液（新鮮配製）：將 50mL 之 A 液和 1mL 之 B 液混合而成。

(4) Folin-Ciocalteu's phenol reagent：使用前以兩倍體積二次水
稀釋之。

2. 測定方法

取經適當稀釋之樣品溶液 0.2mL（反應後所測 650nm 之吸光值，不
能大於 1，並加入 1mL C 液，混合均勻後，於室溫下靜置反應 30min，
再加入 0.1mL 的 Folin-Ciocalteu's phenol reagent，並混合均勻，在室溫
下靜置反應 30 min-60 min 後，測 650nm 吸光值。

3. 標準液的測定

以 50～450 μg/mL 之牛血清白蛋白（bovine serum albumin）作為標
準溶液，依據上述之測定法，作出牛血清白蛋白之標準吸光曲線。

（七）Dye binding method

適合液態樣本，可將其與 coomassie brillient blue G-250 結合，再測
595nm 吸光值。

第二節　油脂之分離純化

一、油脂之萃取

　　油脂係指可溶於有機溶劑（如：乙醚、正己烷、四氯化碳）之物質，含甘油酯、磷脂質、固醇類、脂溶性維生素或色素等。目前用於抽取油脂的方法有下列三種：

（一）溶劑萃取

　　利用同類可以互相溶解的原理（like dissolve in like）及分配係數（distribution coefficient）$KD=SA/SB=CA/CB$ 之差異性，可萃取適當的物質，溶劑的種類影響其萃取率甚鉅，如表 2-1 蛋黃粉以石油醚萃取油脂其收率約 35.7%，而以氯仿：甲醇＝2:1 萃取則收率約為 52.6%，不同溶劑萃取亦影響脂質組成，如表 2-2 以正己烷萃取可得 68.31% 三酸甘油酯（TG），但以乙醇萃取則只得 7.72%，餘類推。日本在進行食品之油脂成分分析時，已依樣品之特性選用不同溶劑如表 2-3。

表 2-1　不同溶劑萃取對樣品粗脂肪含量之影響

溶　劑 ＼ 樣　品	蛋黃粉	黃豆粉
石油醚	35.7±0.1%	——
乙醚：石油醚 1：1	43.3±0.1%	22.2±0.1%
氯仿：甲醇混和液（2/1）	52.6±0.9%	24.7±1.3%

表 2-2　蛋黃以不同溶劑萃取其脂質組成

Solvent	Tg.%	Chol.%	PE.%	PC.%
N-Hex.	68.31	9.68	3.07	13.78
EtOH	7.72	12.85	7.77	62.99

表 2-3　日本成分表中不同類樣品之粗脂肪萃取法

抽出法	適用樣品
乙醚抽出	含油量多的種子、堅核類，魚介類，禽、畜肉類，蔬果類，藻類，飲料類，香辛料類。
Chloroform · Methanol 法	大豆及大豆製品，蛋類。
AOAC 的酸水解法	穀類，薯芋、澱粉類，含油量少的種子、堅核類，豆類（大豆除外），菇類，調理加工食品。

（二）加熱及壓搾

　　利用加熱使蛋白質變性，壓搾使脂肪細胞破裂有利於油脂溶出的原理，其抽出率受溫度、壓力之影響，一般而言，收率均較低。

（三）Likens Nikerson Steam Distillation

　　利用 solvent 之 density 之不同而達分離之效果，即利用有機溶劑萃取由水蒸氣蒸發出來之有機成分並連續蒸餾與萃取。

　　此法分離之時間較長，一般為 2.5 小時，常有 artifact 之產生。如 solvent 有雜質、橡皮管、真空滑潤油、消泡劑均會造成 volatile comp 之產生。此項設備之裝置如圖 3-4，其接受器置放位置需視萃取之有機溶劑與水之密度關係而定。

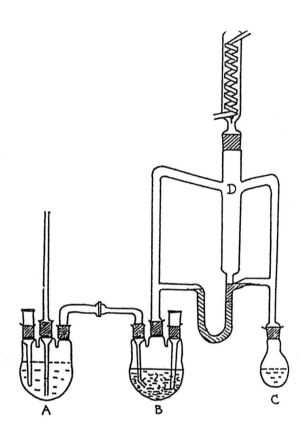

圖 3-4　Likens-Nickerson Apparatus

二、油脂之分離

　　由上述萃取所得之抽取物，其成分複雜，如要進一步純化，可初步依 pH 之不同將之分類成酸性、中性及鹼性等三種類，其流程如下：

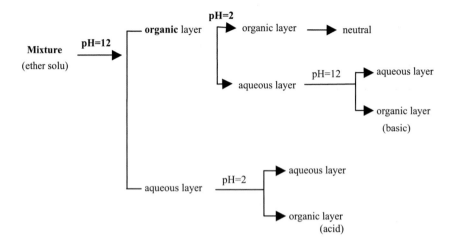

三、油脂成分分析

（一）脂質組成分析

　　將油脂萃取物約配成 3% 溶液，以微量針筒吸取 1 μL 點於 TLC 棒，風乾後，首先置於展開液 A（n-hexane：ether：formic acid＝70:30:1）展開 20 分鐘，風乾後以 TLC-FID 燒至原點上 20% 高度予以偵測，然後再置於展開液 B（chloroform：methanol：acetic acid：water＝75:45:1:1）展開 40 分鐘，風乾後以 TLC-FID 分析儀進行偵測，將兩次測得成分之面積重新計算其佔所有脂質之百分比，以求得該油脂之組成百分比。

（二）脂肪酸分析

　　取 40mg 油加 1.5mL 之 2.5% Sodium methoxide 之甲醇溶液，置 70°C 水浴反應 30 分鐘，加水 1mL 停止反應，然後以正已烷萃取甲基酯，分

離有機層，以無水硫酸鈉脫水，取上層液 1 μL 進行 GC 分析，依各脂肪酸分子量大小不一，滯留在管柱之時間（Retention Time, RT）不同，及所含脂肪酸量之不同有不同的吸收峰（Peaks），可測得油脂所含各種脂肪酸之含量百分比。

四、油脂含量測定

（一）脂質含量

依 AOAC 法以乙醚萃取其脂質並稱量。

（二）膽固醇含量

取 0.2g 油加 KOH 酒精溶液 20mL，置 70°C 水浴反應 30 分鐘或置室溫隔夜，進行皂化反應，皂化後用乙醚萃取不皂化物，定容成一定體積，以 5α-cholestane 為內部標準品，進行 GC 法定量，依 5α-cholestane 與 cholesterol 之迴應係數（Response factor, Rf）及 5α-cholestane 之濃度，將各溶液之尖峰面積（peak area）與滯留時間找出，依內部標準品之濃度換算欲測化合物之濃度。

$$\text{Response factor} = \frac{\text{Conc of I.S}}{\text{Conc of SPL}} \times \frac{\text{Area of SPL}}{\text{Area of I.S}}$$

I.S：Internal Standard

SPL：Sample

（三）磷脂質含量

取油脂 1g 與 0.2g 氧化鋅置坩鍋，放電爐上碳化後以 600°C 灰化 5～6 小時，放冷加鹽酸溶液（1 → 4）40mL 及濃硝酸 1mL 加熱至沸騰，冷卻後，以蒸餾水定容至 250mL，過濾取 1mL 濾液入 50mL 定量瓶，加蒸餾水 40mL 及呈色液 8mL，最後再以蒸餾水定容至 50mL 混合均勻，反應 30 分鐘，以 882nm 測吸光值，然後依磷之檢量線計算其含量，再依磷含量乘以 25 換算成 dioleylphosphatidyl choline 之含量，即為磷脂質含量。

（四）脂肪酸含量

取油脂 40mg 加 1.5mL 之 2.5% sodium methoxide 之甲醇溶液置 70°C 水浴反應 30 分鐘，加水 1mL 停止反應，同時加 0.5%十五酸甲酯 1mL 作為內部標準品，然後以正己烷萃取甲基酯，分離有機層，以無水硫酸鈉脫水，取上層液 1 μL 進行 GC 分析，定量原理如膽固醇定量法。

◎問題與討論

1. 試依 Osborne's 蛋白質之分類法說明蛋白質之種類。

2. 試述透析分離之原理。

3. 試述超過濾分離之原理,茲有一蛋白質水解物內含分子量 20000,10000,5000,3000KD 等 4 種,如要 5000 KD 之水解物,請問應如何操作。

4. 試述以 Biuret method 測蛋白質之原理。

5. 在液液相萃取過程,其萃取效果除受兩種溶劑之相互溶解度之影響外,尚受分配係數影響,請說明分配係數為何?如何影響?

6. 說明 Likens Likerson Steam Distillation 之原理。

7. 說明在脂質成分分析以 TLC-FID 法偵測過程中,需以不同溶劑分別展開之原理。

8. 以 GC 或 HPLC 法作定量時,使用內部標準品作定量依據之優點。

第四章　食品特殊加工技術

第一節　超臨界流體

一、定義

流體在密閉系統內受熱、受壓，即可達到其物理狀況的平衡點，即臨界點。在臨界點時，其平衡壓力、溫度分別稱為臨界壓力、臨界溫度。當流體所承受之壓力、溫度大於其臨界壓力、臨界溫度時，則稱為超臨界流體。

二、特性

1. 超臨界流體是一種兼具類似氣體之擴散性及液體之溶解能力的流體。
2. 超臨界流體之滲透速度比液體快且同時具有氣體所缺乏之溶解能力，因此是一種非常好之萃取溶劑。
3. 超臨界流體之溶解能力會隨流體之溫度、壓力、密度而改變。因此除可利用改變不同之超臨界流體組成來改變其溶解能力外，亦可僅以改變超臨界流體之溫度、壓力、密度，來控制其萃取結果。

三、優點

1. 無不良生理副作用。
2. 無菌且具靜菌性。
3. 臨界溫度低，適用於熱敏感性物質。
4. 具不燃性，無爆炸性，無腐蝕性，化性安定。
5. 對環境無害，亦無廢棄物，並可重複使用。
6. 價格低廉，取得容易。
7. 揮發性高，易與萃取物分離。

四、超臨界二氧化碳

　　係利用二氧化碳之良好萃取選擇性，藉由溫度、壓力兩項變數來控制其抽取率的方法。所使用之流體在臨界狀態時具氣體及液體特性，有良好擴散性，其密度、黏度均接近液體，但較一般溶劑低；超臨界二氧化碳亦較其他流體之臨界溫度及壓力為低，便於操作；同時具無毒性、無腐蝕性、純度高、價廉、不燃性等之特性。其應用有：

1. 種子中提油。
2. 咖啡因、尼古丁去除。
3. 香辛料精油、果汁精素抽取。
4. 藥品、化妝品、化學品、香水、香料、石油化學物之抽取、製造、區分及防治。

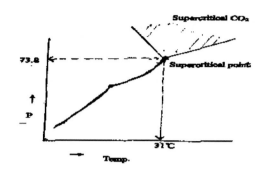

圖 4-1　Supercritical Carbon Dioxide

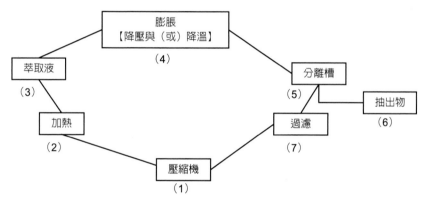

圖 4-2　超臨界二氧化碳萃取操作流程

表 4-1　數種臨界流體及其常數

流體	臨界溫度 ℃	臨界壓力 （atm）	臨界密度 （g/cm3）	流體	臨界溫度 ℃	臨界壓力 （atm）	臨界密度 （g/cm3）
甲烷	-82	46.0	0.162	氨	133	113	0.235
乙烯	9	50.3	0.218	乙醚	194	36.4	0.265
二氯甲烷	29	39.2	0.579	正戊烷	197	33.7	0.237
二氧化碳	31	73.8	0.468	丙酮	235	47.0	0.278
乙烷	32	48.8	0.203	甲醇	240	80.9	0.272
丙烯	92	46.2	0.233	苯	289	48.9	0.302
丙烷	97	42.1	0.217	水	374	22.0	0.322

第二節　食品擠壓技術

食品擠壓是一種將食品物料在加工過程中經由輸送、混合、粉碎、加熱、糊化、壓擠、反應、成型、膨發和組織化及調味等一連串作用的一種高溫短時間加工技術，具有可連續生產性、省人力、省能源及產品多樣化等特點。

通過擠壓膨化加工生產的食品，營養損失少，容易被人體消化吸收。由於擠壓膨化過程是一個高溫短時（HTST）的加工過程，原料受熱時間短，食品中的營養成分受破壞程度小；擠壓膨化過程使澱粉、蛋白質、脂肪等大分子物質的分子結構均不同程度發生降解，擠壓膨化食品多孔的疏鬆結構有利於消化酶的作用，因而使產品易消化吸收。

通過擠壓膨化的食品不易產生「回生」現象，便於長期保存。利用擠壓膨化加工的穀物食品，由於在加工過程中受到高強度的擠壓、剪切、摩擦、加熱作用，澱粉顆粒在水分含量較低的情況下，充分溶脹、糊化、部分降解，以及物料在擠出模具後，由高溫高壓狀態突降到常溫常壓狀態，發生瞬間「閃蒸」，這樣就使得糊化後的 α--澱粉不易恢復其 β--澱粉的顆粒結構，所以不易產生「回生」現象。

利用擠壓膨化加工的產品口感好，改善了產品的風味。穀物中含有的纖維素、木質素等，雖然不能被人體所吸收，但具有促進大腸蠕動、降低膽固醇等生理功能。通過擠壓膨化加工之後，這些成分被徹底微粒化，並且產生了部分分子降解和結構變化，使水溶性增強，避免了這些成分口感粗糙、難以直接食用的特點。擠壓產品可以對風味進行靈活調整，滿足不同消費口味。

利用擠壓膨化加工技術，生產效率高，原料利用率高，無「三廢」污染。生產過程中，不向環境排放廢水、廢氣、廢物等。產品的衛生狀

況良好，易於保存。從原料到產品，生產流程簡單，流水線短，污染機會便相對減少。

　　擠壓膨化加工技術適用範圍廣。該技術適合加工早餐穀物食品、方便食品、休閒食品、組織化仿生食品、調味品、糖製品、巧克力食品等許多食品種類。並且經過簡單的更換模具，即可改變產品形狀，生產出不同外形和花色的產品。

　　從世界飲食發展潮流來看，擠壓膨化加工食品在人們的日常消費中占據重要地位，它有著許多食品加工手段不可比擬的優勢。

　　市售產品如麵條類、休閒點心、早餐穀類食品、糖果類、素肉產品及動物或魚類飼料，都是擠壓產品。尤其是素肉，其產品有塊狀、片狀、絲狀、肉排狀、扁條狀等，復水後具有類似肉類的組織、氣室或纖維絲，不僅適合餐飲業和家庭烹調成為美味的佳餚，也適合食品加工廠做成各種素食產品和調理食品，是方便多用途的素食材料。

第三節　冷凍乾燥技術

　　自從人類養成定時飲食的習慣以來，人們一直在尋求保存食物的最佳方法，盡可能使食物保存得長久一些，特別是在農牧欠收的情況下，我們如何才能使食物保存得更加長久呢？如今流行的食物保存方法有很多，如脫水乾燥、食品裝罐法、冷凍法等。一般而言，脫水乾燥有四種基本方法：

一、日曬乾燥

在過去，筍乾、蘿蔔乾、梅脯、葡萄乾一類的食物都是經過一段時間的強烈日曬脫水乾燥，不過，採用這種方法往往會損害植物的形狀、質地、顏色及營養成分，經過這種方法處理的食物通常會顯得乾癟，而且顏色變深。

二、熱烘乾燥

使用高溫的熱空氣進行植物烘乾處理，如洋菇和某些蔬菜常使用此方式，這種高溫處理方法會使食品某些營養成分流失。

三、真空乾燥

利用減壓使水分蒸發之溫度降低達到乾燥的效果，這種方法常用於水果加工處理上，如蘋果、香蕉等。因所使用之溫度較低，可防止營養成分流失。

四、冷凍乾燥

冷凍食品是將生鮮或加工後的食品經急速冷凍後置於一真空槽中，由於該機器具乾燥、真空及脫水裝置，食品中大部分的水分會在冷凍狀態下從冰的型態直接昇華成水蒸氣，達到最大脫水效果，再將其置

於一能阻隔水蒸氣及氧氣的包裝內，以維持其新鮮度。食品以-30～-40°C 行急速凍結後，置入能保持在 133×10^{-3} mm Hg 左右低壓之乾燥室內，利用冰的昇華來進行乾燥。急速冷凍之微小冰結晶，在組織內分布均勻，對細胞構造所施加之機械壓小，不會造成凍結損傷，解凍滴液少。所以品質高、質地均勻，復水、復原性佳。

　食用冷凍食物在某些情況下甚至優於食用新鮮食物的營養成分，舉例來說，一個普通的消費者在買了玉米後，如果經過了四、五天才把它們吃掉，在這期間，某些糖分已經轉化成了澱粉，一些營養成分在這過程中已經消失了。

　但是，如果植物在收割後，便很快地被清洗、剝皮，在三到四個小時之內就冷凍起來，植物的營養成分就不會損失，同時，由於經過了清洗的步驟，從而可控制病源微生物的活動。冷凍食品也因而愈來愈受到人們的歡迎，並使得這項技術研究不斷地深入發展。

第四節　食品微粒包覆（微膠囊化）技術

　可形成膜的物質（ex.食用修飾澱粉、醣類、食用膠、蛋白質）將固、液、氣等食品原料（ex.香料、酵素、菌體等）包覆於密閉膠囊內的技術稱為食品微膠囊化技術。當膠囊的大小為 5000 μm 以下時，稱為微膠囊。微膠囊類似微胞，所謂微胞（micelle）其構造與人的細胞類似，在溶液中，外圍可能是由一圈（一層至兩層）的介面活性劑分子所包覆，裡面可以包覆許多化學物質，所以也可以視為一個微膠囊，微膠囊包覆技術自 1960 年研發迄今近五十載，微膠囊具有可使包覆物質防止揮發、減緩逸散、延長儲存期等效用。微膠囊包覆技術目前已廣泛應用於醫

療、食品、園藝、印刷照相、化妝品、肥料、接著劑、抗菌劑、芳香劑
及清潔劑等。隨著人類科技發展的成就累積，以微膠囊技術提昇生活品
質的影響將既深且廣。

微膠囊之製備不僅可達到遮蔽不好的氣味和味道、隱藏不好看的藥
物外觀、預防剛製備好的藥物互相黏著、防止可被酸破壞的藥物在胃液
中被破壞、防止微膠囊製備因藥物的刺激性而產生反胃、嘔吐或消化道
潰瘍之情形、防止藥物被氧、二氧化碳、水和光破壞、補救藥物與製錠
物質間之不相容性、防止對體內之其他副作用，並可調節藥物釋放的
速率。

由於利用 O/W 型乳化溶劑揮發法具有相當的方便性且可降低有機
溶劑之使用量。過去雖有使用本法包覆水溶性藥物之文獻被提出，但皆
以探討改善藥物含量為主。為了達到利用乳化溶劑揮發法所製備之微膠
囊能夠具備有調節藥物釋放速率的目的，選擇不同之共溶劑（co-solvent）
來製備微膠囊。當添加不同溶劑時，會隨著溶劑之物理化學性質而有不
同之揮發速度，進而影響微膠囊之性質。乳化溶劑揮發法之成型程序為
將高分子溶於有機溶劑中，再將此高分子溶液與含有乳化劑之水溶液混
合，然後經攪拌使高分子溶液（分散相）在含有乳化劑之水溶液（連續
相）中均勻分散，系統為一開放系統或真空抽氣系統，溶劑藉由此揮
發或被抽離，高分子因而硬化成型，微粒包覆之技術用於食品工業上
具有（1）提高品質的穩定性（2）隔離不良氣味及反應成分（3）可改
變食品組織感或密度（4）可以控制核心物質之釋放速率之優點。食品
微膠化常用之重要方法有噴霧乾燥法、擠壓法、相分離化法。

第五節　真空油炸技術

真空油炸技術是將油炸和脫水作用結合在一起的技術，使其具有對加工原料的廣泛適應性，在 80 年代，該技術在美國和日本有了很大的發展。與真空油炸配套的真空充氮包裝是在去除空氣後，向包裝容器內充入惰性氣體氮氣，有效地防止產品氧化、霉變、蟲蛀，可達到防潮、保質、保鮮，延長產品儲存期的目的。食品充氮包裝在日本、美國等先進國家廣為流行，並已引起國際社會的高度重視。

國際上已經出售的真空油炸食品有水果類的蘋果、獼猴桃、柿子、草莓、葡萄、香蕉等；蔬菜類的胡蘿蔔、南瓜、西紅柿、四季豆、甘薯、土豆、大蒜、青椒、洋蔥等；肉食水產類的牛肉乾、魚片、蝦等。為提高農村土特產品的附加價值，我國近年來對真空油炸技術的研究開發也很活躍，先後開發了香蕉、蘋果等果蔬真空油炸製品。

真空油炸食品的流通與銷售與一般油炸食品的流通與銷售不同，一般油炸食品做好後立即銷售不作貯存處理，但真空油炸食品由於其水分含量低，因此一般在常溫下流通與貯存要求有較長的保持期。茲簡單介紹真空油炸食品的特性如下：

一、真空油炸食品的吸濕性

鬆脆的食感是真空油炸食品的特點，要保持油炸食品的鬆脆性，其水分含量應控制在 5%以內，因此貯存時的吸濕（防潮）問題應認真考慮。真空油炸食品吸濕性強主要是真空油炸具有膨化使用，其產品組織呈現多孔結構，因而吸濕性強，不同的真空油炸食品，其吸濕能力不同，蔬果類食品的吸濕性強於魚肉類食品。

總之，真空油炸食品要保持其鬆脆性和保證有較長的保質期，應進行真空充氮防潮包裝。該包裝可根據所包裝的不同物種，選擇充氮純度，直接抽真空充氮，為所包裝物品造成缺氧小環境，使之既保持活性又抑制其呼吸及黴菌的滋生，能保持被存物品的乾燥，防止受潮產生霉變。

二、保藏期間油脂的氧化

　　真空油炸食品具有多孔結構，在孔隙的表面吸附了一層油脂，這一層油脂並不能通過離心脫油的方法去除，因此真空油炸食品都有一定的含油率。在產品的貯存過程中，如果油脂和氧接觸則要發生油脂的氧化反應，油脂的氧化程度用過氧化價來衡量。

　　食品衛生法對產品過氧化價有較嚴格的規定，產品到達消費者手中時不能超過這些標準。光線、氧氣和溫度是油脂氧化即過氧化價的促進因子，下面就這幾個主要因子的影響進行討論。

（一）貯存溫度

　　油脂的氧化隨溫度的升高速度顯著加快，溫度每升高 10℃，氧化速度提高 2 倍。真空油炸食品採用充氮包裝時，溫度對食品的保質期的影響將顯著減少，一般產品在常溫下可貯存 12 個月，一旦溫度升高到 50℃時，貯存不到 2 個月，產品之過氧化價就會超標。

（二）氧化的濃度

　　日本做的氧氣濃度對真空油炸食品的過氧化價影響的試驗結果顯示，氧氣濃度越高，氧化反應速度越快，過氧化價上升得也越快。要使產品的保質期達到半年，氧氣濃度應低於 2%；要使產品的保質期達到一年，氧化的濃度應低於 1%。（參考資料 http://www.qingpa.com/ scend04.htm）

◎問題與討論

1. 何謂超臨界流體？如何應用？

2. 何謂超臨界二氧化碳？有何優點？

3. 試述食品擠壓技術之概念及其對食品工業之影響。

4. 試述食品冷凍乾燥技術之概念及其對食品品質之影響。

5. 何謂微膠囊，有何優點？

6. 試述真空油炸食品的保藏特性及其應注意事項。

第五章　健康食品安全性及機能性評估

第一節　健康食品安全性評估

一、前言

　　為評估健康食品之安全性,依健康食品管理法第三條第二項規定訂定本方法,本方法規定健康食品安全性評估資料及毒性試驗項目及方法。

二、毒性試驗之規範

(一)試驗操作規範

　　研發所需進行之非臨床試驗請參考衛生署 87 年 6 月 29 日公告之「藥品非臨床試驗優良操作規範」進行,並妥善保存所有觀察結果、原始數據及文書記錄,以確保各項試驗數據之品質及試驗之完整性與可信度。

（二）安全性評估之分類

健康食品之安全評估分為四個類別，主要係針對以往長期食用及製造加工之安全性作考量，故食用目的、方式、製造加工方法、流程、最終產品形式及攝食量等均為分類之考慮因素，各類之安全評估項目如下：

1. 第一類

屬下列二種情形之一者，得免再進行毒性測試。

(1) 產品之原料為傳統食用且以通常加工食品形式供食者。

(2) 產品具有完整之毒理學安全性學術文獻報告及曾供食用之記錄，且其原料、組成成分及製造過程與所提具之學術文獻報告完全相符者。

2. 第二類

產品之原料為傳統食用而非以通常加工食品形式供食者，應檢具下列項目之毒性測試資料。

(1) 基因毒性試驗。

(2) 28 天餵食毒性試驗。

3. 第三類

產品之原料非屬傳統食用者，應檢具下列項目之毒性測試資料。

(1) 基因毒性試驗。

(2) 90 天餵食毒性試驗。

(3) 致畸試驗。

4. 第四類

產品之原料非屬傳統食用且含有致癌物之類似物者，應檢具下列項
目之毒性測試資料。

(1) 基因毒性試驗。

(2) 90 天餵食毒性試驗。

(3) 致畸試驗。

(4) 致癌性試驗。

(5) 繁殖試驗。

（三）毒性試驗之方法

毒性試驗之方法包括下列六項：1.基因毒性試驗；2.28 天餵食毒性
試驗；3.90 天餵食毒性試驗；4.致畸試驗；5.致癌性試驗；6.繁殖試驗，
茲分別敘述如下：

1. 基因毒性試驗（Genotoxicity study）

基因毒性試驗可分為體內（in vivo）與體外（in vitro）測試，其目
的為偵測試驗物質直接或間接引發的基因傷害及程度。一般基因毒性試
驗有助於預測試驗物質的致癌性，有助於致癌性試驗的結果分析。

試驗物質須進行三種以上的基因毒性測試，包括：微生物基因突變分析，體外哺乳類細胞基因毒性分析，及動物體內基因毒性分析。依試驗物質的性質可增加其他的基因毒性測試（說明1）。

(1) 微生物基因突變分析

　　　　一般使用細菌基因突變測試法（genemutation in bacteria）。

① 菌株

需用下列5種菌株：

Salmonella typhimurium TA98

Salmonella. typhimurium TA100

Salmonella typhimurium TA1535

Salmonella typhimurium TA1537、TA97、或 TA97a

Salmonella typhimurium TA102、E. coli WP2 uvr A 或 WP2 uvr A（pKM101）

註：4 與 5 所列之三種菌株，分別擇一使用。

② 劑量範圍

　　　　進行五個以上劑量組，最高劑量須足以產生明顯的毒性。

　　　　毒性之產生可由初步試驗中逆突變的菌落（revertants）數量的減少測得。若試驗物質為高溶解度低毒性物質，最高劑量為 5mg/plate，若試驗物質具有明顯的抗菌活性，則以產生抗菌活性的劑量作為最高劑量。若試驗物質為低溶解度物質，則以產生最少沉澱物的濃度作為測試的最高濃度，但不超過 5mg/plate。

③ 對照組

　　　　對照組包含陰性對照組及陽性對照組（說明2）。

④ 代謝活化（Metabolic activation）

　　　　進行含有及不含有 S9 混合物的測試（說明3）。

⑤ 測試方法

前置培養法（Preincubation method），或平板混合試驗法（Plate incorporation method）。

⑥ 試驗結果

每盤培養血中突變菌落的數量，須以各測試點之平均值，再以表格方式詳細記錄。

(2) 體外哺乳類細胞基因毒性分析

一般使用體外哺乳類細胞的染色體異常分析法（In vitro Chromosomal aberration test with mammalian cells in culture）或體外鼷鼠淋巴瘤 tk 分析法（In vitro mouse lymphoma tk assay）。

① 體外哺乳類細胞的染色體異常分析法（Chromosomal aberration test with mammalian cells in culture）

　A. 細胞

使用哺乳類細胞株或初代哺乳類細胞。

　B. 劑量範圍

進行三個以上劑量組，劑量間隔可為 2 倍自然對數對半（half-log）。依據初步試驗結果決定最高劑量，以試驗物質會造成 50%以上之細胞生長抑制的濃度為最高劑量。若無觀察到細胞毒性，則以 5mg/mL 或 10mM（以較低者為準）作為最高劑量。若試驗物質為低溶解度物質，則以產生最少沉澱物的濃度作為測試的最高濃度，但不超過 5mg/mL 或 10mM。

　C. 對照組

對照組包含陰性對照組及陽性對照組（說明 2）。

　D. 代謝活化

進行含有及不含有代謝活化系統的測試，如 S9 混合物（說明 3）。

E. 實驗步驟

(a) 細胞在試驗物質處理後之適當時機，製備染色體玻片。由於試驗物質可能會造成細胞週期延長，故須在一個適當間隔製備檢品。

(b) 每個劑量組製備兩片玻片，每片至少觀察 100 個分裂中期細胞，檢查染色體結構變異與多套染色體（polyploid）的數目，在描述細胞形態異常時，須註明染色體或染色分體的結構變異種類。

F. 試驗結果

以表格方式描述染色體變異的種類及數量，並計算含染色體結構變異細胞之頻率。

② 體外鼷鼠淋巴瘤 tk 分析法

A. 細胞

使用 L5178Y TK+/-鼷鼠淋巴瘤細胞株。

B. 劑量範圍

進行三個以上劑量組，劑量間隔可為 2 倍或自然對數對半。依據初步試驗結果決定最高劑量，以試驗物質會造成 80%以上之細胞死亡的濃度為最高劑量。若無觀察到細胞毒性，則以 5mg/mL 或 10mM（以較低者為準）作為最高劑量。若試驗物質為低溶解度物質，則以產生最少沉澱物的濃度作為測試的最高濃度，但不超過 5mg/mL 或 10mM。

C. 對照組

對照組包含陰性對照組及陽性對照組（說明 2）。

D. 代謝活化

進行含有及不含有 S9 混合物的測試（說明 3）。

E. 實驗步驟

(a) 細胞在試驗物質處理後之適當時機，清洗去除試驗物質後，細胞繼續培養以測定其存活率，同時使細胞表現因試驗物質引發之致突變表現型（mutant phenotype）。

(b) 細胞經過適當的培養時間（足以表現引發之致突變表現型），細胞分別培養於含及不含嘧啶類似物培養液中，以測定其致突變數量（numbers of mutants）及細胞複製之效率（cloning efficiency）。嘧啶類似物如 bromodeoxyuridine（BrdU）、fluorodeoxyuridine（FdU）或 trifluorothymidine（TFT）等。

F. 試驗結果

每個劑量組製備兩片，每片至少觀察 100 個分裂中期細胞，檢查染色體結構變異與多套染色體的數目。在描述細胞形態異常時，須註明染色體或染色分體的結構變異種類。

(3) 囓齒類骨髓細胞或周邊血液之微核測試法

A. 實驗步驟

(a) 經試驗物質處理的動物在適當時間犧牲，並製備骨髓或血液抹片。一般動物經試驗物質處理後一段時間（18 到 30 小時）即犧牲並收集檢品，或在 24 到 72 小時內進行多次採樣製作樣本。若試驗需要，可經由短期預備試驗結果，選擇反應最明顯的時間採樣。

(b) 每隻動物至少觀察 1000 個多染性紅血球（polychromatic erythrocytes）或網狀紅血球（reticulocytes）。記錄微核發生的數目，同時計算多染性紅血球或網狀紅血球佔全部紅血球的比例。

可採用 Giemsa 或 Acridine orange 螢光染劑之染色方法。可以觀察網狀紅血球的產生取代多染性紅血球。

B. 試驗結果

(a) 囓齒類骨髓細胞之染色體異常測試法：以表格方式描述染色體變異的細胞總數，或每個細胞變異的頻率。

(b) 囓齒類骨髓細胞或周邊血液之微核測試法：以表格記錄多染性紅血球或網狀紅血球中微核發生的數目，及多染性紅血球或網狀紅血球佔全部紅血球的比例。

說明

1. 基因毒性測試方法有：

(1) 以基因突變為參考指標的測試方法

Gene mutation test with bacteria

Gene mutation test with mammalian cells in culture

Test with drosophila melanogaster

Spot test with mice

Specific locus test with mice

(2) 以染色體變異作為參考指標的測試方法

Chromosomal aberration test with mammalian cells in culture

Chromosomal aberration test with bone marrow cells of rodents

Micronucleus test with rodents

Chromosomal aberration test with genocytes of rodents

Dominant lethal test with rodents

Reciprocal translocation test with mice

(3) 以基因受損為參考指數的測試

Phage induction test with bacteria

DNA repair test with bacteria

Unscheduled DNA synthesis test (UDS) with mammalian cells

Sister chromatid exchange (SCE) test with mammalian cells

(4) 其他測試

Mitotic recombination and gene conversion test with yeast

Sperm abnormality test

2. 陰性對照組與陽性對照組

一般以試驗物質使用之溶劑作為陰性對照組，而陽性對照組則依試驗具代謝活化與否之測試，加入適當的致突變劑（mutagens）。

3. S9

使用 S9 混合物（S9 及 coenzymes 等）。S9 製備方法為哺乳類動物（鼠）經藥物誘發代謝酵素處理後，自其肝臟萃取並經9000xg 離心而得的肝臟酵素。

2. 28 天餵食毒性試驗（28-day feeding toxicity study）

28 天餵食毒性試驗之目的是測試試驗物質經重複給予 28 天後對哺乳類動物可能產生之毒性影響，了解毒性變化之產生，同時測定無毒顯示之劑量（no-observed-adverse-effect level, NOAEL）。

(1) 動物品種及性別

最常用的動物為囓齒類，如鼠，雄、雌兩性動物的數量須相同，給予試驗物質之週齡為 5-6 週。

(2) 動物數量

每個劑量組使用雄、雌至少各 10 隻動物；若須進行試驗中期解剖或復原測試，動物數量須視解剖的次數適量增加。試驗終結需有足夠數量存活之動物以進行適當之毒性評估。

(3) 試驗物質給予途徑

　　一般採用胃管經口餵食（gavage），必要時得混入飼料或飲水中。

　　採用胃管經口餵食時之餵食體積應在 10mL/kg 動物體重以下，若餵食體積過高，可採多次餵食方法，但須在 6 小時內完成。

(4) 試驗物質給予期間

　　每天固定時間給予試驗物質，連續 28 天。

(5) 劑量範圍

　　為使毒性試驗能夠顯示試驗物質的毒性影響，了解劑量與毒性間的關係，並預估無毒性顯示之劑量（NOAEL）。試驗中至少要有三個劑量組：

① 高劑量為該劑量足以使試驗動物產生毒性症狀，但不造成死亡。

② 低劑量為不會引起毒性的劑量。

③ 中間劑量為足以引起最低毒性作用（如血中酵素值改變或體重成長速度下降）。

　　此外，還要包括載體對照組或空白對照組，若試驗需要可加入參考對照組，劑量選擇之依據應加以說明。

　　若試驗物質混入飼料或飲水中，則濃度不得超過 5%（w/w）。當以胃管強迫餵食若在技術上可給予之最大劑量（但不得超過 1000mg/kg），而未顯現任何毒性徵兆，則以此劑量作為最高劑量。

(6) 觀察與檢驗

① 臨床觀察

　　每天觀察動物至少二次（兩次時間間隔不得少於六小時），以確定死亡情形。每天觀察試驗動物的臨床症狀一次

以上，記錄試驗動物顯示的毒性作用，包括作用之開始及過程。

② 體重與食物消耗量

　　定期測量動物的體重及食物消耗量。

　A. 體重

　　　　試驗開始給予試驗物質前，測量動物體重；試驗期間每週至少測量一次。

　B. 食物消耗量

　　　　試驗開始給予試驗物質前，將 stock diet 換成試驗物質，定期添加並稱量；試驗期間每週至少計量一次，食物消耗量之測量可以每隻或每組為單位。

　　　　若試驗物質是以混入飼料或飲用水的方式給予，則須以每隻或每組為單位，定期測量飲食或飲水的消耗量，同時測量食物的掉落量，換算成實際的試驗物質消耗量。在試驗開始前及在適當時機進行試驗物質之穩定性與純度的量與質之測量。

③ 臨床病理檢驗

　A. 血液檢驗（Hematology）

　　　　試驗動物須在試驗結束前採樣以進行血液檢驗，一般而言，全部動物須進行血液檢驗，但可因實際情形考量，囓齒類動物每個劑量組至少選擇雄、雌各 10 隻動物進行檢測。

　　　　血液檢驗項目應包括：hematocrit、hemoglobin、erythrocyte count、total and differential leukocyte counts 及凝血因子（例如 clotting time、prothrombin time、activated partial thromboplastin time 或 platelet count）等之測量，視試驗需要而定。

　B. 血清生化檢驗（Clinical Chemistry）

試驗動物須在試驗結束前採樣以進行血清生化檢驗。一般而言，全部動物均須進行血清生化檢驗，但可因實際情形考量，每個劑量組選擇雄、雌至少各 10 隻動物進行檢測。血清生化檢驗內容應包括電解質的平衡、醣類的代謝、及肝與腎功能等。血清生化檢測項目包含 alkaline phosphatase、alanine aminotransferase、aspartate aminotransferase、gamma-glutamyl transferase、albumin、bieirubin（total）、creatinine、urea nitrogen、glucose、phosphorus、calcium、chloride、potassium、sodium、protein（total）等。

C. 尿液檢驗（Urinalysis）

視試驗需要進行。每個劑量組選擇雄、雌至少各 10 隻動物，在試驗物質給予前後進行尿液檢驗一次以上。尿液檢驗項目：顯微鏡觀察尿沉渣、測量尿液之量、酸值與比重，並測量尿液中之 protein、glucose、ketones、bilirubin 與 occult blood 等的含量。

D. 眼睛檢查（Ophthalmological examination）

眼睛檢驗包括肉眼檢驗與鏡檢眼睛的外部及內部構造。最高劑量組及對照組的動物在試驗開始給予試驗物質前及試驗結束時進行眼睛檢查一次以上。若發現眼睛異常，則全部動物須進行眼睛檢查。

④ 組織病理檢驗

試驗期間死亡的動物須儘快進行解剖，肉眼檢查器官與組織之變化。若許可，主要臟器分別稱重並進行組織病理檢查，以尋求死亡的原因及毒性變化的性質（如嚴重程度）。為獲得更充足的毒性資料，垂死的動物均行安樂死。動物在犧牲之前須記錄臨床觀察之結果，若許可，收集血液樣品以進行血液及

血清生化分析。動物進行屍體解剖，以肉眼觀察其器官與組織，並進行組織病理檢驗，以了解毒性變化的性質（嚴重程度），若試驗需要，記錄主要臟器的重量。

　　試驗（試驗物質給予期間）結束，全部存活的動物行安樂死後，在剖檢前先收集血液樣品，以進行血與血清生化分析。屍體解剖時，肉眼觀察及記錄動物的器官與組織之變化，並測量主要臟器重量。最高劑量組與對照組須進行組織病理檢驗，若最高劑量組中某種器官／或組織發現病變現象，則全部動物的該器官及／或組織，及其他劑量組中發現任何組織病變，均應進行組織病理檢驗。

　　一般器官與組織的組織病理檢驗及稱重之項目如下，但可依試驗性質之特性及肉眼檢查發現之異常變化而有所增減：

臟器稱重：liver、adrenals、kidneys、gonad 等分別稱重。

組織病理檢驗：adrenals、heart、kidneys、liver、spleen 及目標器官。

3. 90 天餵食毒性試驗（90-day feeding toxicity study）

　　90 天毒性試驗之目的是測試試驗物質經重複餵食 90 天後對哺乳類動物可能產生之毒性影響，且提供更長期試驗劑量設定之依據。

　　一般而言，試驗之期間為三個月，在試驗前須先進行一個月的短期重複劑量毒性試驗。此短期試驗可為長期毒性試驗決定適當的劑量範圍，同時可了解該試驗物質的早期毒性變化，再配合長期毒性試驗的結果，則可了解該試驗物質的毒性影響。

　　(1) 動物品種及性別

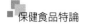

最常使用的動物為囓齒類，如鼠，雄、雌兩性動物的數量須相同，給予試驗物質之週齡為 5-6 週。

(2) 動物數量

每個劑量組使用雄、雌至少各 10 隻動物。若須進行試驗中期解剖或復原測試，動物數量須視解剖的次數適量增加。試驗終結需有足夠數量存活之動物以進行適當之毒性評估。

(3) 試驗物質給予途徑

一般採用胃管經口餵食（gavage），必要時得混入飼料或飲水中。

採用胃管經口餵食時之餵食體積應在 10mL/kg 動物體重以下，若餵食體積過大，可採多次餵食方式，但須在 6 小時內完成。

(4) 試驗物質給予期間

每天固定時間給予試驗物質，連續 90 天。

(5) 劑量範圍

參考 2.28 天餵食毒性試驗之劑量範圍。

(6) 觀察與檢驗

① 臨床觀察

每天觀察動物至少二次，以確定死亡情形。

每天觀察試驗動物的臨床症狀一次以上，記錄試驗動物顯示的毒性作用，包括作用之開始及過程。若發現腫瘤生長，則記錄每個肉眼可觀察到或觸摸到的腫瘤發現時間、部位、大小、外觀及成長過程。並同時觀察動物行為的改變、自主官能管制失調、及其他神經系統毒性徵象。

② 體重與食物消耗量

定期測量動物的體重及食物消耗量。

A. 體重

　　試驗開始給予試驗物質前，測量動物體重；試驗期間每週至少測量一次。

B. 食物消耗量

　　試驗開始給予試驗物質前，將 stock diet 換成試驗物質，定期添加並稱量；試驗期間每週至少計量一次。食物消耗量之計量可以每隻或每組為單位。

　　若試驗物質是以混入飼料或飲用水的方式給予，則須以每隻或每組為單位，定期測量飲食或飲水的消耗量，同時測量食物的掉落量，換算成實際的試驗物質消耗量。在試驗開始前及在適當時機進行試驗物質之穩定性與純度的量與質之測量。

③ 臨床病理檢驗

A. 血液檢驗（Hematology）

　　試驗動物須在試驗結束前採樣以進行血液檢驗，一般而言，全部動物均須進行血液檢驗，但可因實際情形考量，囓齒類動物每個劑量組至少選擇雄、雌各 10 隻動物進行檢測。血液檢驗項目應包括：hematocrit、hemoglobin、erythrocyte count、total and differential leukocyte counts 及凝血因子（例如 clotting time、prothrombin time、activated partial thromboplastin time 或 platelet count）等之測量，視試驗需要而定。

B. 血清生化檢驗（Clinical Chemistry）

　　試驗動物須在試驗結束前採樣以進行血清生化檢驗。

　　一般而言，全部動物均須進行血清生化檢驗，但可因實際情形考量，每個劑量組選擇雄、雌至少各 10 隻動物進行

檢測。血清生化檢驗內容應包括電解質的平衡、醣類的代謝、及肝與腎功能等。

血清生化檢測項目包含 alkaline phosphatase、alanine aminotransferase、aspartate aminotransferase、gamma-glutamyl transferase、 albumin 、 bilirubin（total）、 creatinine 、 urea nitrogen、glucose、phosphorus、calcium、chloride、potassium、sodium、protein（total）等。

若需更深入研究試驗物質之毒性機轉，其他生化分析方法可視試驗物質之特性及試驗需要列入，如 acid/base balance、cholinesterases、 hormones、 lipids、 methemoglobin 等項目。

C. 尿液檢驗（Urinalysis）

視試驗需要進行。每個劑量組選擇雄、雌至少各 10 隻動物，在試驗物質給予期間進行尿液檢驗一次以上。

尿液檢驗項目有顯微鏡觀察尿沉渣，測量尿液之量、酸鹼值與比重，並測量尿液中之 protein、 glucose、 ketones、bilirubin 與 occult blood 等的含量。

D. 眼睛檢查（Ophthalmological examination）

眼睛檢驗包括肉眼檢驗與鏡檢眼睛的外部及內部構造。最高劑量組及對照組的動物在試驗開始給予試驗物質前及試驗結束時進行眼睛檢查一次以上，若發現眼睛的改變是因試驗物質引起，則全部動物均須進行眼睛檢查。

④ 組織病理檢驗

試驗期間死亡的動物須盡快進行解剖，肉眼檢查器官與組織之變化。若許可，主要臟器分別稱重並進行組織病理檢查，以找出死亡的原因及毒性變化的性質（如嚴重程度）。

　　為獲得更充足的毒性資料，垂死的動物均行安樂死。動物在犧牲之前須記錄臨床觀察之結果，若許可，收集血液樣品以進行血液及血清生化分析。動物進行屍體解剖，以肉眼觀察其器官與組織，並進行組織病理檢驗，以了解毒性變化的性質（嚴重程度），若試驗需要，記錄主要臟器的重量。

　　試驗（試驗物質給予期或復原期）結束，全部存活的動物行安樂死後，在解剖檢查前先收集血液樣品，以進行血液與血清生化分析。屍體解剖時，肉眼觀察及記錄動物的器官與組織之變化，並測量主要臟器重量。囓齒類動物之最高劑量組與對照組須進行組織病理檢驗，若最高劑量組中某種器官及／或組織發現病變現象，則全部動物的該器官及／或組織，及其他劑量組中發現任何組織變化的組織，均應進行組織病理檢驗。

　　一般器官與組織的組織病理檢驗及稱重之項目如下，但可依試驗性之特性及肉眼檢查發現之異常變化而有所增減：

A. 臟器稱重

　　liver、brain、heart、adrenals、kidneys、及 gonads 等分別稱重。

B. 組織病理檢驗

　　adrenals、aorta、bone（sternum/femur）*、bone marrow（sternum/femur）、brain（at least 3 different levels）、small intestine（duodenum、ileum、jejunum）、large intestine（caecum、colon、rectum）、esophagus、eyes（s）*、female mammary gland*、Harderian gland*、heart、kidneys、liver、trachea and lung（s）、lymph nodes（representative）、ovaries/testes、pancreas、peripheral nerve、pituitary、prostatate、salivary gland*、skin*、spinal cord（at least 2 different locations）、spleen、stomach、thigh

musculature*、thymus（or thymicregion）thyroid/parathyroids、
urinary bladder、uterus、accessory genital organs* and tissues
showing gross lesions。（*視試驗需要才進行。）

4. 致畸試驗（Teratogenicity）

致畸試驗係測試試驗物質對胚胎發育之影響、及造成畸胎之可能
性，試驗物給予週期為自胚胎著床至器官形成完全之階段，此階段為器
官形成期。

(1) 動物品種

　　鼠、鼷鼠或兔子。

(2) 動物數量

　　若以鼠、鼷鼠進行試驗，每劑量組 20 隻動物以上，兔子則
12 隻以上（說明 1）。

(3) 試驗物質給予途徑

　　採用胃管口服給予（gavage），必要時得混入飼料或飲水中
（說明 2）。

(4) 劑量範圍

　　進行三個以上劑量組（說明 3），及陰性對照組。視試驗需
要可加入陽性對照組或參考性對照組（說明 4）。

(5) 試驗物質給予途徑週期

　　在器官形成期間每天餵食。鼠、鼷鼠自懷孕的第 6 天到第
15 天；兔子自懷孕的第 6 天到第 18 天。

(6) 實驗步驟

　① 試驗期間

  A. 臨床觀察：每天觀察一次以上並記錄動物的死亡率、臨床症狀。

  B. 動物體重：每週測量動物體重至少二次。

  C. 食物消耗量：每週測量食物消耗量至少一次。

② 分娩前一天（鼠在懷孕第 20 天，兔子則在懷孕第 29 天）

  全部雌性動物進行解剖，檢測其懷孕成功率、胎兒的死亡率、黃體數目等。存活的胎兒則進行體重測量並檢驗其外觀（說明 5）。同時肉眼觀察雌性動物的器官與組織。若發現任何組織變化，保存其器官及對照組的相對器官，若試驗需要，可進行組織病理檢驗。

③ 鼠／鼷鼠試驗

  最高劑量組及對照組之雌性動物，每一胎中 1/2 的新生兒進行骨骼檢查（說明 6），另 1/2 的新生兒進行內臟組織檢查，若最高劑量組發現異常現象，則全部動物均須進行組織與骨骼檢查。而兔子試驗則全部新生兒進行組織與骨骼檢查。

說明

(1) 此處的動物數目是指懷孕成功的雌性動物。

(2) 口服給予試驗物質可以強迫餵食、混入飼料或溶於飲用水中進食方式進行，但強迫餵食的方式較佳，因投予試驗物質量準確，但給予之體積應在 10mL/kg 動物體重以下，若給予體積過大，可採多次給予方式，但須在 6 小時內完成。

(3) 如有可能，最高劑量要能造成毒性症狀，如飲食量減低、體重增加、受到抑制或改變臨床病理參數。若試驗物質沒有顯示出毒性時，則以技術上可給予的最高劑量作為最高劑量。最低劑

量則以對雌性動物或胚胎不產生不良影響之劑量，而中間劑量則取最高劑量與最低劑量之幾何平均值。劑量之選擇最好包括在動物活體中會產生功能的有效劑量。

(4) 若給予試驗物質時，須使用媒介物或乳化劑，陰性對照組的動物則給予該媒介物或乳化劑。陽性對照組的動物一般給予會產生生殖毒性的物質，而參考性對照組動物則給予和試驗物質的化學結構或藥效類似的藥物。

(5) 在懷孕後期仍存活的胎兒，須檢查其性別及體內、外之器官與組織的變化。

(6) 骨骼與成骨經透明及染色處理製作成骨骼標本，以觀察其內部骨骼形態變化。若試驗需要，可進一步作組織或組織化學檢驗。

5. 致癌性試驗（Carcinogenicity study）

根據動物對感染性疾病的抵抗力、動物的生命期、先天性腫瘤自然發生率及動物對致癌性物質的敏感度，選擇適當的試驗動物品種，初步及長期致癌性試驗須使用相同的動物品種。

(1) 初步致癌性試驗

本試驗的目的是決定長期致癌性試驗的劑量範圍，若已有充足的有效數據，則以下試驗可部分或全部刪除：

① 單一劑量毒性試驗

此試驗的目的是以少量的動物決定重複劑量毒性試驗的最高劑量，詳細試驗方法可參閱本節末之口服急性毒性試驗方法。

② 重複劑量毒性試驗

此試驗的目的是決定長期致癌性試驗的最高劑量，詳細試驗方法可參考 90 天餵食毒性試驗方法。

A. 動物品種

　　使用兩種以上囓齒類動物，雄、雌兩性並用（說明1）。

B. 動物數量

　　每個劑量組使用雄、雌動物各 10 隻或以上。試驗物質給予途徑口服給予（說明2）。

C. 劑量範圍

　　每個性別進行 3 個以上劑量組及對照組（說明3、4）。

D. 試驗物質給予週期

　　給予試驗物質連續三個月以上，每週給予 7 天（說明5）。若試驗動物具遲發毒性或累積效應的特性，則須延長給予的時間。

③ 試驗步驟

A. 每天觀察動物二次以上，以確定死亡情形。

B. 每天觀察與記錄所有動物的臨床症狀一次以上。

C. 每週測量體重一次以上。

D. 試驗期間死亡或在試驗終結行安樂死的動物均應解剖，並以肉眼檢查器官與組織之變化，發生病變之器官及組織須進行組織病理檢查。

④ 試驗結果

A. 估算最高容許劑量（Maximum Tolerated Dose, MTD）（說明6），而 MTD 值之決定，依據初步致癌性試驗之劑量，該劑量可抑制動物體重成長速率（與對照組比較）下降 10%以內，但不會造成動物死亡，或器官重量、血液檢驗、尿液檢驗、臨床生化檢驗等參數改變，而且肉眼觀察或組織病理亦無明顯變化。

B. 最高劑量須依動物性別與品種加以決定。

(2) 長期致癌性試驗

  ① 動物品種

      使用兩種以上的囓齒類動物，雄、雌兩性並用（說明 1）。

  ② 動物數量

      每組使用雄、雌動物各 50 隻或以上。若須進行試驗中期解剖，動物數量須視解剖的次數適量增加，而每次試驗中期解剖，每組雄、雌各 10 隻或以上。動物的分組應以動物體重分類，再以適當的隨機取樣方法分配。

  ③ 試驗物質給予途徑口服給予（說明 4）。

  ④ 劑量範圍

      每個性別進行 3 個以上劑量組及對照組，依據初步致癌性試驗、重複劑量毒性試驗，再決定致癌性試驗的劑量範圍。

   A. 高劑量

      以最高容許劑量（MTD）（說明 7）、試驗物質及其代謝物在囓齒類動物與人體之血液濃度之比值 Area under the blood concentration curve（AUC）25 倍、功能作用（說明 8）、試驗物質之吸收飽和量（說明 9）或最高可給予之劑量（說明 10）為高劑量，若試驗物質為非基因毒性物質，且以上之高劑量選擇準則均不適用時，其高劑量可設定為 1000mg/kg/day，若在人體則使用量為 50mg/day，人體體重為 50kg，即 1mg/kg/day，其高劑量則設定為 1000mg/kg/day（說明 11）。

   B. 中間劑量

      依據該試驗物質之藥動參數決定（說明 12）。

   C. 低劑量

      以不影響動物之生長、發育及生命期，且不產生任何毒性之劑量，一般低劑量不少於高劑量的 10%（說明 13）。

D. 第 4 劑量（視試驗需要進行）

　　若試驗物投予高劑量與低劑量時，藥動或代謝之性質有顯著差異，則應進行第 4 劑量組，此劑量是最高劑量能產生與低劑量相同之藥動或代謝性質。

⑤ 對照組

　　必要進行陰性對照組，若試驗物質給予時需使用媒介物或乳化劑，則給予陰性對照組的動物該媒介物或乳化劑。若試驗需要，也可同時進行空白對照組。

⑥ 試驗物質給予週期

　　以鼠進行試驗，給予期為 24 個月，而鼷鼠與倉鼠則為 18 個月，每週給予 7 天（說明 5）。

⑦ 試驗期間

　　試驗在完成給予試驗物質後或給予後的 1-3 個月結束。若以鼠進行試驗，則試驗期最長為 30 個月，鼷鼠或倉鼠則為 24 個月（說明 14）。

⑧ 觀察與檢驗

　A. 臨床觀察

　（a）每天觀察動物至少二次，以確定死亡情形。

　（b）每天觀察與記錄試驗動物的臨床症狀至少一次，記錄包括每天肉眼可觀察到或觸摸到的腫瘤發現時間、部位、大小、外觀及成長過程。

　B. 體重與食物消耗量

　　定期測量動物的體重及食物消耗量，若試驗需要，須同時測量動物的飲水消耗量。

　（a）體重：開始給予試驗物質前，測量動物體重；給予試驗物質期間每週至少測量一次。

(b) 食物消耗量：開始給予試驗物質前，將 stock diet 換成試驗物質，定期添加並稱量；給予試驗物質期間每週至少計量一次（說明 4）。

C. 臨床病理檢驗

(a) 血球檢驗（Hematology）：動物須在試驗開始投藥前、投藥期間（3、6、12 與 18 個月）及解剖前各採樣一次，以進行血球檢驗（說明 16）。

(b) 血清生化檢驗（Clinical chemistry）：每個劑量組選擇雄、雌至少各 10 隻動物，須在試驗開始給予前、給予期間（3、6、12 與 18 個月）及解剖前各採血一次，以進行血清生化檢驗（說明 17）。

(c) 尿液檢驗（Urin alysis）：視試驗需要進行。每個劑量組選擇雄、雌至少各 10 隻動物，在試驗開始給予前、給予期間（3、6、12 與 18 個月）及試驗結束前進行尿液檢驗（說明 18）。

D. 眼睛檢查（Ophthalmological examination）

全部動物在試驗開始及試驗結束時進行眼睛檢查一次以上（說明 19）。

E. 組織病理檢驗（說明 20）

(a) 試驗期間死亡的動物須儘快進行解剖，肉眼檢查器官與組織之變化。若許可，主要臟器分別稱重並進行組織病理檢查，以找出死亡的原因及了解所有試驗物質引發的變化與損傷。

(b) 為獲得更充足的毒性資訊，垂死的動物均行安樂死。動物在犧牲之前須記錄臨床觀察之結果，若許可，收集血液樣品以進行血球及血清生化分析，了解血液有無呈現異常的

現象，如貧血及淋巴結、肝、脾臟腫大所造成的影響。動物進行解剖，以肉眼觀察其器官與組織，並進行組織病理檢驗，以了解所有試驗物質所引發的變化與損傷，若試驗需要，記錄主要臟器的重量。

(c) 試驗結束（給予受試物期或復原期），全部存活的動物行安樂死後，在解剖檢查前先收集血液樣品，以進行血球與血清生化分析，了解血清有呈現異常的現象，如貧血及淋巴結、肝、脾臟腫大所造成的影響。解剖時，肉眼觀察及記錄動物的器官與組織之變化，並測量主要臟器重量。最高劑量組與對照組須進行組織病理檢驗，若最高劑量組與對照組的病理檢驗發現不同的增生損傷，則所有的動物都要進行組織病理檢驗，有助於數據的評估。

說明

(1) 試驗最好採用藥物代謝形態與人體相似的動物，一般最常使用鼷鼠、鼠和倉鼠。試驗開始之時機為動物在 6-8 週齡。

(2) 口服給予試驗物質可以強迫餵食、或混入飼料或飲用水中以進食方式進行。

(3) 每個劑量組的劑量相差 2 到 3 倍。最高劑量須能引發毒性變化，若試驗物質沒有顯示出明顯的毒性變化時，則以技術上可給予最高劑量作為最高劑量。

(4) 若試驗物質是以混入飼料或飲用水的方式給予，則須以每隻或每組為單位，定期測量飲食或飲水的消耗量，同時測量食物的掉落量，換算成實際的試驗物質消耗量。在試驗開始前及在適當時機進行試驗物質之穩定性與純度的量與質之測量。

(5) 若以強迫餵食試驗物質，每週至少餵食 5 天。

(6) 由重複劑量毒性試驗結果決定最高容許劑量（MTD）。MTD 是指此劑量若使用於慢性毒性試驗為最高劑量時，不會減少動物的壽命，除腫瘤之誘導外不會引起任何毒性反應。而預估 MTD 值一般依據體重、器官重量、血液檢驗、尿液檢驗、血清生化檢驗等參數，肉眼觀察或組織病理變化等改變而訂定。

(7) 由藥動試驗結果決定致癌性試驗之最高容許劑量，只適用非致突變性試驗物質，且人體及齧齒類動物之代謝情況相似，同時對齧齒類動物為低器官毒性。依據動物與人體之 AUC 比較選擇最高劑量之準則：

   A. 藥物試驗與致癌性試驗使用相同的動物品種、投藥途徑及劑量範圍，以獲得有效藥動數據。

   B 藥動試驗的試驗期要夠長，在選擇藥量範圍之試驗中能觀察與藥動時間參數改變之關係。

   C. 在評估試驗結果時，要以科學判斷決定 AUC 之比較是基於試驗物質本身、測試物質與其代謝產物、或代謝物的數據。

   D. 在估計人體與動物之相對血中濃度時，應考慮人體與動物間對試驗物質與蛋白質結合之差異。

   E. 人體的藥動數據要由人體建議每日最高食用量試驗測得。

(8) 若以功能效應終點選擇最高劑量，須依每個試驗物質的特性而不同。最高劑量為此劑量試驗物質在動物身上產生的功能效應已達到最高程度，同時該劑量不會干擾動物之生理或原穩定狀態，不會影響到試驗結果的有效度，如引發高血壓及抑制血液凝結等。

(9) 若以吸收的飽和程度選擇最高劑量，則低劑量應以代謝及排除途徑的飽和程度而選擇。

(10) 若試驗動物是以混合飲食方式給予試驗物質，則最高可進食量為飲食量的 5%。

(11) 若人體使用試驗物質量為 50mg/day（人體體重為 50kg，即 1mg/kg/day），其高劑量則設定為 1000mg/kg/day，計算方式依據 mg/kg 轉換至 mg/m、25 倍 AUC、及乘以 6（由 mg/m 估算 AUC 可能產生之誤差值）。

(12) 致癌性之中低劑量之選擇應考慮下列各項因素：

    A. 藥動的線性狀況與代謝途徑的飽和狀態。

    B. 人體接受試驗物質與實際獲得功能的劑量。

    C. 正常囓齒類動物之生理狀態的改變。

    D. 囓齒類動物的功能反應。

    E. 反應機制及可能產生效用之起始劑量。

    F. 在短期試驗中觀察到之不可預測性的毒性。

(13) 一般最低劑量須大於最高劑量的十分之一，但若最低劑量與人類食用的劑量相差甚遠，則亦可小於最高劑量的十分之一。

(14) 試驗結束時，非腫瘤導致的動物死亡率應低於 50%。

(15) 因動物死亡引起組織自體溶解或動物飼養問題引起的動物死亡每組不得超過 10%。在試驗期間，若試驗動物出現衰弱或垂死的現象，應將動物隔離或行安樂死進行解剖。

(16) 血液檢驗項目：參考 3.90 天餵食毒性試驗說明③臨床病理檢驗 A.血液檢驗。

(17) 血清生化檢測項目：參考 3.90 天餵食毒性試驗說明③臨床病理檢驗 B.血清生化檢驗。

(18) 尿液檢驗項目：參考 3.90 天餵食毒性試驗說明尿液檢驗。

(19) 眼睛檢驗：參考 3.90 天餵食毒性試驗說明眼睛檢驗。

(20) 組織病理檢驗項目：參考 3.90 天餵食毒性試驗說明組織病理
檢驗。

6. 口服急性毒性試驗（Acute oral LD50 study）

　　單一劑量口服急性毒性試驗的目的為測試試驗物質經單一劑量餵
食試驗物質後（包括 24 小時內完成的多次餵食），對哺乳類動物之急性
毒性影響，包括檢測其在體內毒理特性之量與質的任何改變，此試驗結
果有助於重複劑量毒性試驗時劑量範圍之選擇，同時可顯示該試驗物質的
目標器官與遲發之毒性，並了解餵食試驗物質過量可能引發之急性毒性。

(1) 動物品種及性別

　　常用鼠或鼷鼠之囓齒類，須包括雄、雌兩性，雄、雌性動物
的數量須相同，動物給予試驗物質之週齡為 5-6 週（說明 1）。

(2) 動物數量

　　囓齒類動物每劑量組使用至少 10 隻（5 雄、5 雌）之動物。

(3) 試驗物質給予途徑

　　一般採用胃管經口餵食（gavage），一次餵食（說明 2）。

(4) 劑量範圍

　　劑量範圍須包含不會產生不良作用及足以顯示毒性症狀（造
成死亡）之劑量。此外，還要包括溶劑對照組、及／或空白對照
組。若試驗物質毒性很低，則以試驗物質技術上可給予之最大劑
量進行測試或進行急性極限測試（說明 3）。

(5) 觀察

① 一般試驗觀察期為 14 天，每天觀察動物至少二次，以確定死
亡情形。

② 每天觀察試驗動物的臨床症狀一次以上，記錄試驗動物顯示的毒性症狀，包括死亡率、臨床毒性症狀（嚴重程度）、發生時間、持續的時間及中毒後的復原性，並瞭解毒性症狀與劑量及時間的關係。

③ 在觀察期間死亡的動物及試驗終結存活的動物均須進行解剖和肉眼病理檢查。

④ 若試驗需要，所有肉眼可觀察到有病變的器官與組織均須進行組織病理檢驗。

說明

(1) 若具有初步單一劑量毒性試驗或短期重複劑量毒性試驗的試驗結果，且其劑量範圍及臨床觀察已被確定，可刪除非囓齒類動物的單一劑量毒性試驗。

(2) 囓齒類動物，口服給予試驗物質若採強迫餵食方式，餵食前動物須經過特定時段的禁食，而餵食之體積應在 10mL/kg 動物體重以下，若餵食體積過大，可採多次餵食方式，但須在 24 小時內完成。

(3) 若試驗許可，依不同劑量所產生的死亡率或毒性症狀估算致死劑量。急性極限測試（Acute limit test）採取口服一次給予試驗物質 5g/kg 動物體重。

7. 繁殖試驗（Reproduction study）

繁殖試驗係測試試驗物質對雄、雌兩性的生殖力影響及研究受精卵之運送與著床，其試驗物質給予時期分別在懷孕前與懷孕初期。

(1) 試驗動物

一般最常使用鼠或鼷鼠，包含雄、雌兩性。自致畸試驗使用的動物中，選擇本試驗的動物品種。

(2) 動物數量

若以鼠或鼷鼠進行試驗，每劑量組使用 40 隻（20 雄、20 雌）動物以上。

(3) 試驗物質給予途徑

採用胃管口服給予試驗物質，必要時得混入飼料或飲水中。

(4) 劑量範圍

進行三個以上劑量組（說明1）及陰性對照組。視試驗需要可加入陽性對照組或參考性對照組（說明2）。

(5) 試驗物質給予週期

若以鼠或鼷鼠進行試驗，5-6 週大之雄鼠先行給予試驗物質 60 天以上，然後進行交配，交配期間持續每天給予試驗物質，直到交配成功至犧牲雄鼠為止（說明 3）。成熟的母鼠則在交配前 2 週、交配期間、交配成功至胎兒器官開始形成的期間（自懷孕的第 0 天到第 6 天）每天給予試驗物質。

(6) 實驗步驟

① 試驗期間

A. 臨床觀察：每天觀察一次以上並記錄動物的死亡率、臨床症狀及行為改變。

B. 動物體重：每週測量動物體重一次以上。

C. 食物消耗量：每週測量食物消耗量至少一次（交配期間除外）。

② 交配期間，經試驗物質處理的雄鼠與雌鼠以 1:1 方式分配，共同居住於一飼養籠中，每天觀察陰道栓塞或進行陰道抹片以確定其是否交配成功（說明4），交配期一般為兩星期。

③ 若試驗需要，可將經試驗物質處理的雄鼠與未處理的雌鼠（或反之亦然）共同居住於一飼養籠中，每天觀察陰道栓塞或進行陰道抹片以確定其是否交配成功（說明4）。

④ 交配成功的雌鼠在試驗終結時（懷孕的第 20 天）進行解剖，檢查黃體數目、胚胎的著床與被吸收數目、胚胎死亡率等，並進行器官與組織的肉眼觀察，若發現任何組織變化，保存其器官及對照組的相對器官，若試驗需要可進行組織病理檢驗。

⑤ 全部動物之睪丸、副睪、卵巢及子宮分別保存，若試驗需要可進行組織病理檢驗。

⑥ 用以交配的雄鼠與交配不成功的雌鼠在適當時間須進行解剖，肉眼觀察其器官與組織。

說明

(1) 如有可能，最高劑量要能造成毒性症狀，如飲食量減低、體重增加受到抑制或改變臨床病理參數，若試驗物質沒有顯示出毒性時，則以技術上可給予的最高劑量作為最高劑量。最低劑量則以對雌性動物或胚胎不產生不良影響之劑量，而中間劑量則取最高劑量與最低劑量之幾何平均值。

(2) 若試驗物質給予時須使用媒介物或乳化劑，陰性對照組的動物則給予該媒介物或乳化劑。陽性對照組的動物一般給予會產生生殖毒性的物質，而參考性對照組動物則給予和試驗物質的化學結構或藥效類似的藥物。

(3) 若由重複劑量毒性試驗（4 週以上）之試驗結果顯示該試驗物質對精子生成並無任何影響，包括檢查雄、雌性動物之生殖器

官的重量及組織病理均無異常，雄鼠交配前的試驗物質給予週
期可改為 4 週。

(4) 計算交配指數（Mating Index）與生育力指數（Fertility Index）
之公式如下：

交配指數＝（交配成功的動物數目／動物同居的數目）×100

生育力指數＝（雌性動物懷孕的數目／交配成功的雌性動物
數目）×100

表 5-1　動物與人體的每公斤體重劑量折算係數表

Table 5-1. The dosage coefficient of body weight between animal and human.

折算係數 W		A 組動物或成人						
		小鼠	大鼠	豚鼠	兔	貓	犬	成人
		0.02 Kg	0.2 Kg	0.4 Kg	1.5 Kg	2 Kg	12 Kg	60 Kg
B	小鼠 0.02 Kg	1.00	1.60	1.60	2.70	3.20	4.80	9.01
種	大鼠 0.2 Kg	0.70	1.00	1.14	1.88	2.30	3.60	6.25
動	豚鼠 0.4 Kg	0.61	0.87	1.00	1.65	2.05	3.00	5.55
物	兔 1.5 Kg	0.37	0.52	0.60	1.00	1.23	1.76	2.30
或	貓 2 Kg	0.30	0.42	0.48	0.81	1.00	1.44	2.70
成	犬 12 Kg	0.21	0.28	0.34	0.56	0.068	1.00	1.88
人	成人 60 Kg	0.11	0.16	0.18	0.304	0.371	0.531	1.00

http://www.lascn.net/teach/readteach.asp?id=68　中國實驗動物資訊

第二節　健康食品機能性評估

健康食品須依其機能性訴求，按法定方法進行相關試驗，並加以評估，目前衛生署公告之保健功能評估方法計有 13 種，茲列舉如下：

1. 健康食品之調節血脂功能評估方法
2. 健康食品之調節血糖功能評估方法
3. 健康食品之輔助調整過敏體質評估方法
4. 健康食品之免疫調節功能評估方法
5. 健康食品之不易形成體脂肪評估方法
6. 健康食品之抗疲勞功能評估方法
7. 健康食品之改善骨質疏鬆評估方法
8. 健康食品之延緩衰老功能評估方法
9. 健康食品之護肝功能評估方法
10. 健康食品之牙齒保健功能評估方法
11. 健康食品之輔助調節血壓功能評估方法
12. 健康食品之調整腸胃功能評估方法
13. 健康食品之促進鐵吸收功能評估方法

　各項評估方法可參考衛生署食品資訊網。

◎問題與討論

1. 我國健康食品之安全性評估分為四類，依據什麼原則分類？哪四類？各類要評估哪些項目？

2. 試述基因毒性如何設計實驗？實驗結果如何解讀？

3. 28 天餵食試驗之目的為何？需要有哪些項目之數據？要注意哪些事項？

4. 脂蛋白是什麼？與血脂關係為何？

5. 作安全性評估時皆需同時作陽性及陰性對照組，有何不同？

6. 請說明 S9 如何製得，添加與否有何不同意義？

7. 作功能性評估時如何把動物用量轉換為人體用量？

第六章　健康食品相關法規

健康食品管理法

中華民國八十八年二月三日公布

中華民國八十九年十一月八日總統華總一義字

第八八○○○二五七六○號令修正公布

中華民國九十一年一月三十日總統華總一義字

第○九一○○○一七○二○號令修正公布第七

條、第九條、第十一條、第十七條、第二十二條

至第二十四條、第二十七條及第三十一條條文

中華民國九十五年五月十七日總統華總一義字

第○九五○○○六九八二一號令修正公布第二

條、第三條、第十四條、第十五條、第二十四條

及第二十八條條文

第一章　總則

第　一　條　為加強健康食品之管理與監督，維護國民健康，並保障消費者之權益，特制定本法；本法未規定者，適用其他有關法律之規定。

第　二　條　本法所稱健康食品，指具有保健功效，並標示或廣告其具該功效之食品。

本法所稱之保健功效，係指增進民眾健康、減少疾病危害風險，且具有實質科學證據之功效，非屬治療、矯正人類疾病之醫療效能，並經中央主管機關公告者。

第　三　條　依本法之規定申請查驗登記之健康食品，符合下列條件之一者，應發給健康食品許可證：

一、經科學化之安全及保健功效評估試驗，證明無害人體健康，且成分具有明確保健功效；其保健功效成分依現有技術無法確定者，得依申請人所列舉具該保健功效之各項原料及佐證文獻，由中央主管機關評估認定之。

二、成分符合中央主管機關所定之健康食品規格標準。

第一項健康食品安全評估方法、保健功效評估方法及規格標準，由中央主管機關定之。中央主管機關未定之保健功效評估方法，得由學術研究單位提出，並經中央主管機關審查認可。

第　四　條　健康食品之保健功效，應以下列方式之一表達：

一、如攝取某項健康食品後，可補充人體缺乏之營養素時，宣稱該食品具有預防或改善與該營養素相關疾病之功效。

二、敘述攝取某種健康食品後，其中特定營養素、特定成分或該食品對人體生理結構或生理機能之影響。

三、提出科學證據，以支持該健康食品維持或影響人體生理結構或生理機能之說法。

四、敘述攝取某種健康食品後的一般性好處。

第　五　條　本法所稱主管機關：在中央為行政院衛生署；在直轄市為直轄市政府；在縣（市）為縣（市）政府。

第二章　健康食品之許可

第　六　條　食品非依本法之規定，不得標示或廣告為健康食品。食品
標示或廣告提供特殊營養素或具有特定保健功效者，應依
本法之規定辦理之。

第　七　條　製造、輸入健康食品，應將其成分、規格、作用與功效、
製程概要、檢驗規格與方法，及有關資料與證件，連同標
籤及樣品，並繳納證書費、查驗費，申請中央主管機關查
驗登記，發給許可證後，始得製造或輸入。

前項規定所稱證書費，係指申請查驗登記發給、換發或補
發許可證之費用；所稱查驗費，係指審查費及檢驗費；其
費額，由中央主管機關定之。

經查驗登記並發給許可證之健康食品，其登記事項如有變
更，應具備申請書，向中央主管機關申請變更登記，並繳
納審查費。

第一項規定之查驗，中央主管機關於必要時，得委託相關
機關（構）、學校或團體辦理。

第　八　條　健康食品之製造、輸入許可證有效期限為五年，期滿仍須
繼續製造、輸入者，應於許可證到期前三個月內申請中央
主管機關核准展延之。但每次展延不得超過五年。逾期未
申請展延或不准展延者，原許可證自動失效。

前項許可證如有污損或遺失，應敘明理由申請原核發機關
換發或補發，並應將原許可證同時繳銷，或由核發機關公
告註銷。

第　九　條　健康食品之許可證於有效期間內，有下列之各項事由之一
者，中央主管機關得對已經許可之健康食品重新評估：

一、科學研究對該產品之功效發生疑義。

二、產品之成分、配方、生產方式受到質疑。

三、其他經食品衛生主管機關認定有必要時。

中央主管機關對健康食品重新評估不合格時，應通知相關廠商限期改善；屆期未改善者，中央主管機關得廢止其許可證。

第三章　健康食品之安全衛生管理

第　十　條　健康食品之製造，應符合良好作業規範。

　　　　　　輸入之健康食品，應符合原產國之良好作業規範。

　　　　　　第一項規範之標準，由中央主管機關定之。

第 十一 條　健康食品與其容器或包裝，應符合衛生之要求，其標準，由中央主管機關定之。

第 十二 條　健康食品或其原料有下列情形之一者，不得製造、調配、加工、販賣、儲存、輸入、輸出、贈與或公開陳列：

　　　　　　一、變質或腐敗者。

　　　　　　二、染有病原菌者。

　　　　　　三、殘留農藥含量超過中央主管機關所定安全容許量者。

　　　　　　四、受原子塵、放射能污染，其含量超過中央主管機關所定安全容許量者。

　　　　　　五、攙偽、假冒者。

　　　　　　六、逾保存期限者。

　　　　　　七、含有其他有害人體健康之物質或異物者。

第四章　健康食品之標示及廣告

第 十三 條　健康食品應以中文及通用符號顯著標示下列事項於容
　　　　　器、包裝或說明書上：

一、品名。

二、內容物名稱及其重量或容量；其為兩種以上混合物
　　時，應分別標明。

三、食品添加物之名稱。

四、有效日期、保存方法及條件。

五、廠商名稱、地址。輸入者應註明國內負責廠商名稱、
　　地址。

六、核准之功效。

七、許可證字號、「健康食品」字樣及標準圖樣。

八、攝取量、食用時應注意事項及其他必要之警語。

九、營養成分及含量。

十、其他經中央主管機關公告指定之標示事項。

第九款之標示方式和內容，由中央主管機關定之。

第 十四 條　健康食品之標示或廣告不得有虛偽不實、誇張之內容，其
　　　　　宣稱之保健效能不得超過許可範圍，並應依中央主管機關
　　　　　查驗登記之內容。

健康食品之標示或廣告，不得涉及醫療效能之內容。

第 十五 條　傳播業者不得為未依第七條規定取得許可證之食品刊播
　　　　　為健康食品之廣告。接受委託刊播之健康食品傳播業者，
　　　　　應自廣告之日起六個月，保存委託刊播廣告者之姓名（法

人或團體名稱）、身分證或事業登記證字號、住居所（事務所或營業所）及電話等資料，且於主管機關要求提供時，不得規避、妨礙或拒絕。

第五章　健康食品之稽查及取締

第 十六 條　衛生主管機關得派員檢查健康食品製造業者、販賣業者之處所設施及有關業務，並得抽驗其健康食品，業者不得無故拒絕，但抽驗數量以足供檢驗之用者為限。

各級主管機關，對於涉嫌違反第六條至第十四條之業者，得命其暫停製造、調配、加工、販賣、陳列，並得將其該項物品定期封存，由業者出具保管書，暫行保管。

第 十七 條　經許可製造、輸入之健康食品，經發現有重大危害時，中央主管機關除應隨時公告禁止其製造、輸入外，並廢止其許可證；其已製造或輸入者，應限期禁止其輸出、販賣、運送、寄藏、牙保、轉讓或意圖販賣而陳列，必要時，並得沒入銷燬之。

第 十八 條　健康食品有下列情形之一者，其製造或輸入之業者，應即通知下游業者，並依規定限期收回市售品，連同庫存品依本法有關規定處理：

一、未經許可而擅自標示、廣告為健康食品者。

二、原領有許可證，經公告禁止製造或輸入者。

三、原許可證未申請展延或不准展延者。

四、違反第十條所定之情事者。

五、違反第十一條所定之情事者。

六、有第十二條所列各款情事之一者。

七、違反第十三條各款之規定者。

八、有第十四條所定之情事者。

九、其他經中央衛生主管機關公告應收回者。

製造或輸入業者收回前項所定之健康食品時，下游業者應予配合。

第 十九 條　健康食品得由當地主管機關依抽查、檢驗結果為下列之處分：

一、未經許可而擅自標示或廣告為健康食品者，或有第十二條所列各款情形之一者，應予沒入銷毀。

二、不符第十條、第十一條所定之標準者，應予沒入銷毀。但實施消毒或採行適當安全措施後，仍可使用或得改製使用者，應通知限期消毒、改製或採行安全措施；逾期未遵行者，沒入銷毀之。

三、其標示違反第十三條或第十四條之規定者，應通知限期收回改正其標示；逾期不遵行者，沒入銷毀之。

四、無前三款情形，而經第十六條第二項規定命暫停製造、調配、加工、販賣、陳列並封存者，應撤銷原處分，並予啟封。

製造、調配、加工、販賣、輸入、輸出第一項第一款或第二款之健康食品業者，由當地主管機關公告其公司名稱、地址、負責人姓名、商品名稱及違法情節。

第 二十 條　舉發或緝獲不符本法規定之健康食品者，主管機關應予獎勵，獎勵辦法由主管機關另行訂定。

第六章　罰則

第二十一條　未經核准擅自製造或輸入健康食品或違反第六條第一項
　　　　　　規定者，處三年以下有期徒刑，得併科新臺幣一百萬元以
　　　　　　下罰金。

　　　　　　明知為前項之食品而販賣、供應、運送、寄藏、牙保、轉
　　　　　　讓、標示、廣告或意圖販賣而陳列者，依前項規定處罰之。

第二十二條　違反第十二條之規定者，處新臺幣六萬元以上三十萬元以
　　　　　　下罰鍰。

　　　　　　前項行為一年內再違反者，處新臺幣九萬元以上九十萬元
　　　　　　以下罰鍰，並得廢止其營業或工廠登記證照。

　　　　　　第一項行為致危害人體健康者，處三年以下有期徒刑、拘
　　　　　　役或科或併科新臺幣一百萬元以下罰金，並得廢止其營業
　　　　　　或工廠登記證照。

第二十三條　有下列行為之一者，處新臺幣三萬元以上十五萬元以下
　　　　　　罰鍰：

　　　　　　一、違反第十條之規定者。

　　　　　　二、違反第十一條之規定者。

　　　　　　三、違反第十三條之規定者。

　　　　　　前項行為一年內再違反者，處新臺幣九萬元以上九十萬元
　　　　　　以下之罰鍰，並得撤銷其營業或工廠登記證照。

　　　　　　第一項行為致危害人體健康者，處三年以下有期徒刑、拘
　　　　　　役或科或併科新臺幣一百萬元以下罰金，並得撤銷其營業
　　　　　　或工廠登記證照。

第二十四條　健康食品業者違反第十四條規定者，主管機關應為下列之
　　　　　　處分：

一、違反第一項規定者，處新臺幣十萬元以上五十萬元以下罰鍰。

二、違反第二項規定者，處新臺幣四十萬元以上二百萬元以下罰鍰。

三、前二款之罰鍰，應按次連續處罰至違規廣告停止刊播為止；情節重大者，並應廢止其健康食品之許可證。

四、經依前三款規定處罰，於一年內再次違反者，並應廢止其營業或工廠登記證照。

前傳播業者違反第十五條第二項規定者，處新臺幣六萬元以上三十萬元以下罰鍰，並應按次連續處罰。

主管機關為第一項處分同時，應函知傳播業者及直轄市、縣（市）新聞主管機關。傳播業者自收文之次日起，應即停止刊播。

傳播業者刊播違反第十五條第一項規定之廣告，或未依前項規定，繼續刊播違反第十四條規定之廣告者，直轄市、縣（市）政府應處新臺幣十二萬元以上六十萬元以下罰鍰，並應按次連續處罰。

第二十五條　違反第十八條之規定者，處新臺幣三十萬元以上一百萬元以下罰鍰，並得按日連續處罰。

第二十六條　法人之代表人、法人或自然人之代理人或受雇人，因執行業務，犯第二十一條至第二十二條之罪者，除依各該條之規定處罰其行為人外，對該法人或自然人亦科以各該條之罰金。

第二十七條　拒絕、妨害或故意逃避第十六條、第十七條所規定之抽查、抽驗或經命暫停或禁止製造、調配、加工、販賣、陳列而不遵行者，處行為人新臺幣三萬元以上三十萬元以下

罰鍰，並得連續處罰。是項行為如情節重大或一年內再違反者，並得廢止其營業或工廠登記證照。

第二十八條　本法所定之罰鍰，除第二十四條第四項規定外，由直轄市或縣（市）主管機關處罰。

第二十九條　出賣人有違反本法第七條、第十條至第十四條之情事時，買受人得退貨，請求出賣人退還其價金；出賣人如係明知時，應加倍退還其價金；買受人如受有其他損害時，法院得因被害人之請求，依侵害情節命出賣人支付買受人零售價三倍以下或損害額三倍以下，由受害人擇一請求之懲罰性賠償金。但買受人為明知時，不在此限。

製造、輸入、販賣之業者為明知或與出賣人有共同過失時，應負連帶責任。

第七章　附則

第 三十 條　本法施行細則，由中央主管機關定之。

第三十一條　本法自公布後六個月施行。

本法修正條文自公布日施行。

健康食品查驗登記許可資料摘要

許可證字號：衛署健食字第 A00150 號

範例

（一）品名

1. 中文：台糖釋蟲草菌絲體
2. 英文：Fermented Mycelia of Cordyceps Sp.

（二）申請商號

台灣糖業股份有限公司

地　　址：臺南市東區東智里生產路 68 號　　　電話：(06)3378888

製造廠：台灣糖業股份有限公司生物科技事業部大林生技廠

地　　址：嘉義縣大林鎮大糖里大湖農場 60 號　　電話：(05)2649775

（三）原料成分

　　冬蟲夏草菌絲體、綜合維生素（維生素 C、維生素 E、菸鹼醯胺、本多酸鈣、維生素 B_6、維生素 B_2、維生素 B_1、葉酸、生物素、維生素 B_{12}）、乳糖、膠囊（羥丙基甲基纖維素、水、二氧化鈦、鹿角菜膠、氯化鉀）。

（四）外觀型態及包裝

外觀型態：長圓形白色硬膠囊（0 號膠囊），內含黃褐色粉末。每盒 60
　　　　　粒膠囊裝。

包　　裝：內包裝：PTP 鋁箔封片＋鋁箔封袋；外包裝：紙盒＋收縮膜。

（五）保健功效成分含量

　　釋蟲草粉末，以每份膠囊（2 粒）之腺苷（Adenosine）0.51～0.77
毫克和麥角固醇（Ergosterol）1.13～1.73 毫克作為品質管制指標成分。

（六）營養成分

　　每一份量 1.24 公克（2 粒），本包裝含 30 份。

每份營養成分

熱量	4.4 大卡
蛋白質	0.4 公克
脂肪	0.0 公克
飽和脂肪	0.0 公克
反式脂肪	0.0 公克
碳水化合物	0.7 公克
鈉	0.8 公克

保健功效相關成分含量：

釋蟲草粉末　每份（Fermented Mycelia of Cordyceps Sp.）

【以腺苷（Adenosine）0.51～0.77 毫克和麥角固醇（Ergosterol）1.13～1.73
毫克作為品質管制指標成分】

（七）保健功效敍述

根據動物試驗結果證實：有助於促進免疫細胞增生能力。

（八）攝取量及其應注意事項

1. 建議攝取量：成人每日早晚各 1 份，每份 2 粒。
2. 注意事項
   (1) 請依建議方式食用，無須多食。
   (2) 請保存於陰涼乾燥處，避免光線直射。開封後請儘早食用完畢。
   (3) 本產品為天然醱酵食品，產品顏色些微變化係屬正常現象，請安心食用。
3. 警語
   (1) 有自體免疫體質者，請洽詢醫生或營養師意見小心使用。
   (2) 均衡的飲食及適當的運動為身體健康之基礎。

（九）保存方法及條件

請保存於陰涼乾燥處，避免光線直射，開封後請儘早食用完畢。

（十）保存期限

2 年。

（十一）產品製程概要

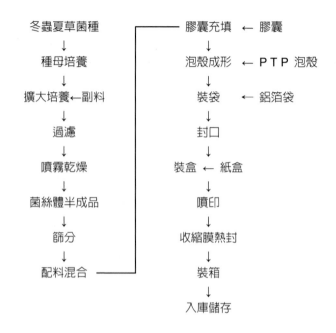

冬蟲夏草菌種
↓
種母培養
↓
擴大培養←副料
↓
過濾
↓
噴霧乾燥
↓
菌絲體半成品
↓
篩分
↓
配料混合

膠囊充填 ← 膠囊
↓
泡殼成形 ← PTP 泡殼
↓
裝袋 ← 鋁箔袋
↓
封口
↓
裝盒 ← 紙盒
↓
噴印
↓
收縮膜熱封
↓
裝箱
↓
入庫儲存

（十二）申請緣由

　　冬蟲夏草為傳統中藥之珍貴上藥，始於本草從新記載「保肺益腎、止血化痰、已癆嗽」，中醫典籍中更有補虛損、益精氣、治陽痿遺精、病後久虛不復等功效，因此一直是身體虛損人士之珍補聖品。天然冬蟲夏草產於中國大陸西藏、青海、四川等偏遠山區，由於採集不易加上產量日益減少，因此價格高昂，取得不易，有鑑於此，台糖公司自民國86年起開發以生技醱酵製程培養冬蟲夏草菌絲體，希望以科學化製程來生產冬蟲夏草，使其品質均一並且以合理價格供應消費者需求，產品推出

至今已歷經十年的市場考驗,同時建立市場上一定之知名度,於民國90年亦榮獲國家生技醫療品質獎的殊榮。

基於產品精益求精的理念,自民國 90 年至 93 年間更結合了中研院、國內各大專院校等教授、醫師組成的研究團隊執行「農業生物技術國家型科技計畫」,針對本公司產製之蟲草菌絲體進行成分分析與保健功效開發,成果豐碩。

冬蟲夏草真菌所含之功效成分在許多國內外文獻都有報導,例如富含胺基酸(amino acid)、多醣體(polysaccharide)、蟲草素(cordycepin)、D-甘露醇(D-mannitol)、麥角固醇(ergosterol)、腺苷類(adenosine)、超氧歧化酵素(SOD)及微量元素等等,經相關研究指出具有保護心臟、抑制血壓上升、降血脂、擴張氣管、抑制喘咳、抗發炎、抗腫瘤及調節免疫等作用。

歷經不斷的研發與改進,經由本公司純熟獨到之蟲草醱酵技術,如今開發出具有調節免疫功效之台糖釋蟲草菌絲體,本產品係遵循衛生署公告之「健康食品免疫調節功能評估方法」,委由第三公正驗證機構進行功效評估,經由動物試驗證實,台糖釋蟲草菌絲體具有促進自然殺手細胞活性、促進抗體生成、提昇吞噬細胞活性、促進免疫細胞增生及調節 T 細胞等功能,且具有統計上之意義,因此依照衛生署健康食品管理法之相關要求,提出申請資料及相關報告,申請本產品具調節免疫功效之健康食品。

(十三)安全評估資料摘要

1. 沙門氏菌回復突變試驗:未經大鼠肝臟活化酵素系統(S9-)處理 S.typhimurium(沙門氏菌)TA97a、TA98、TA100、TA102、TA1535

2. 沙門氏菌回復突變試驗：經大鼠肝臟活化酵素系統（S9+）處理 S.typhimurium（沙門氏菌）TA97a、TA98 TA100、TA102、TA1535

3. 動物體內微核分析：ICR 雄性小鼠

4. 體外染色體結構變異分析：中國倉鼠卵巢細胞

5. 28 天重複劑量大鼠口服投予毒性試驗：SD 大鼠

6. 大鼠口服 14 天急性毒性試驗（Acute Oral Toxicity Study）：SD 大鼠

7. 人工冬蟲夏草 CS-4 菌絲體的毒性研究：大小鼠

8. 醱酵培育冬蟲夏草毒性研究 I──急性和亞慢性毒性研究：大小鼠

9. 醱酵培育冬蟲夏草毒理研究 II──致突變性研究：小鼠

（十四）保健功效評估報告摘要

（十五）產品外觀

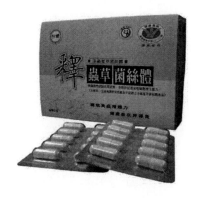

健康食品申請許可辦法

中華民國 88 年 5 月 21 日衛署食字第 88027973 號公告

中華民國 95 年 10 月 30 日衛署食字第 0950408514 號令修正發布第一條、第二條、第二條之一、第二條之二、第三條、第四條、第十一條、第十二條、第十三條

第　一　條　本辦法依健康食品管理法（以下簡稱本法）第七條第五項規定訂定之。

第　二　條　依本法第三條第一項第一款申請查驗登記者，應檢具下列文件及資料：

一、申請書表。

二、產品原料成分規格含量表。

三、產品之安全評估報告。

四、產品之保健功效評估報告。

五、保健功效成分鑑定報告及其檢驗方法。

六、保健功效安定性試驗報告。

七、產品製程概要。

八、良好作業規範之證明資料。

九、產品衛生檢驗規格及其檢驗報告。

十、一般營養成分分析報告。

十一、相關研究報告文獻資料。

十二、產品包裝標籤及說明書。

十三、申請者營利事業登記證影本。

十四、完整樣品及審查費。

第二條之一　依本法第三條第一項第二款申請查驗登記者，應檢具下列
　　　　　　文件及資料：

一、申請書表。

二、產品原料成分規格含量表。

三、成分規格檢驗報告。

四、保健功效安定性試驗報告。

五、產品製程概要。

六、良好作業規範之證明資料。

七、產品衛生檢驗規格及其檢驗報告。

八、一般營養成分分析報告。

九、產品包裝標籤及說明書。

十、申請者營利事業登記證影本。

十一、完整樣品及審查費。

第二條之二　產品依本法第三條第一項第一款或第二款規定向中央衛
　　　　　　生主管機關申請查驗登記，中央衛生主管機關對於每件申
　　　　　　請案產品每次僅受理乙項保健功效或規格標準之查驗登
　　　　　　記，經核可後應發給健康食品許可證乙張。領有健康食品
　　　　　　許可證之產品，得增列保健功效，增列方式以許可證變更
　　　　　　登記向中央衛生主管機關申請。

第　三　條　申請案由中央衛生主管機關作初步審查，包括文件資料之
　　　　　　齊全性、申請廠商之資料、產品包裝標籤及說明書之內
　　　　　　容、產品原料成分之一般食用安全性等項目。

　　　　　　申請案初審為資料不完整者，經中央衛生主管機關通知後
　　　　　　應於期限內補送必要之文件資料；逾期未補送完整者，得
　　　　　　逕予結案。

依本法第三條第一項第一款申請查驗登記並經初審通過者，經中央衛生主管機關通知後應於期限內另檢送前條第一款至第十二款之申請文件資料影本各二十份至中央衛生主管機關。

第　四　條　依本法第三條第一項第一款申請查驗登記並經初審通過者，由中央衛生主管機關健康食品審議委員會就所提具之申請文件資料，審查產品之安全性及保健功效、包裝標籤及說明書之確實性，並向中央衛生主管機關提出對該申請案之評審意見。

依本法第三條第一項第二款申請查驗登記並經初審通過者，得免送交中央衛生主管機關健康食品審議委員會複審，惟中央衛生主管機關得通知產品送驗確認。

第　五　條　中央衛生主管機關依前條評審意見及相關法令規定審核後，通知申請者其申請案為不予通過、應再補送資料、應送驗確認或審核通過。

第　六　條　申請案審核為應再補送資料者，經中央衛生主管機關通知後應於期限內補送要求之資料；逾期未補送完整者，得逕予結案。

第　七　條　申請案審核為應送驗確認者，經中央衛生主管機關通知後應於一個月內依通知函說明事項，向中央衛生主管機關指定之檢驗機構送繳檢驗費及足夠檢驗之原裝完整樣品檢體，該檢驗結果為中央衛生主管機關核發許可證之參考。逾期未送驗者由中央衛生主管機關逕行註銷該申請案，不另行通知。

第　八　條　申請案審核通過者，於申請者繳納證書費後，由中央衛生主管機關核發許可證，其有效期限為五年，效期屆滿前三

個月內得申請展延；逾期未申請或不准展延者，原許可證
自動註銷。

第　九　條　原料成分規格含量表之審核重點為：

一、原料成分應對人體健康安全無害，不得有本法第十二
　　條所列各款之情形。

二、原料成分之規格含量應包括所有原料及食品添加物
　　之詳細名稱及含量。

三、食品添加物之使用範圍及用量應符合中央衛生主管
　　機關公告之規定。

第　十　條　產品之安全評估報告之審核重點為：

一、產品之安全評估試驗應依中央衛生主管機關公告之
　　「健康食品安全評估方法」進行，並檢具該方法所規
　　定之毒性測試資料。

二、屬下列情形之一者，得免提毒性測試資料：

　(一) 產品之原料為傳統食用且以通常加工食品形式供
　　　食者。

　(二) 產品具有完整之毒理學安全性學術文獻報告及曾
　　　供食用之記錄，且其原料、組成成分及製造過程與
　　　所提具之學術文獻報告完全相符者。

第　十一　條　產品之保健功效評估報告之審核重點為：產品之保健功效
評估試驗應依中央衛生主管機關公告之「健康食品保健功
效評估方法」進行；非以公告之方法進行保健功效評估試
驗者，應提具所用試驗方法之科學支持證據，以供評估審
核該方法之正確性。

產品成分規格書之審核重點為：應符合中央主管機關所訂
之規格標準。

第 十二 條　產品之保健功效成分鑑定報告及其檢驗方法之審核重
　　　　　　點為：

　　　　一、依本法第三條第一項第一款，成分應具有明確之保健
　　　　　　功效成分。

　　　　二、鑑定報告應包括保健功效成分之定性及定量試驗
　　　　　　結果。

　　　　三、檢驗方法應具有公認之科學可靠性及正確性。

　　　　四、在現有技術下無法確定有效保健功效成分者，應列舉
　　　　　　具該保健功效之各項原料或佐證文獻。

　　　　產品之成分規格檢驗報告審核重點為：檢驗結果及方法應
　　　　符合中央主管機關所訂之規格標準。

第 十三 條　產品製程概要之審核重點為：

　　　　一、產品製程概要應包括原料調理、加工流程及加工
　　　　　　條件。

　　　　二、經萃取者，應說明萃取方法及其溶劑；經濃縮者，應
　　　　　　說明濃縮之倍數。

第 十四 條　產品衛生檢驗規格及其檢驗報告之審核重點為：

　　　　一、衛生檢驗規格應符合本法第十一條及第十二條規定。

　　　　二、衛生檢驗至少應檢驗三批樣品。

第 十五 條　良好作業規範證明資料之審核重點為：

　　　　一、國產產品應檢附符合中央衛生主管機關所訂良好作
　　　　　　業規範之相關製程管制資料，必要時中央衛生主管機
　　　　　　關得進行現場查核。

　　　　二、輸入產品應檢附原產國良好作業規範之法規全文、品
　　　　　　管計畫書及符合原產國良好作業規範之官方證明
　　　　　　文件。

第 十六 條　產品衛生檢驗規格及其檢驗報告之審核重點為：

　　　　　　一、衛生檢驗規格應符合本法第十一條及第十二條規定。

　　　　　　二、衛生檢驗至少應檢驗三批樣品。

第 十七 條　一般營養成分分析報告之審核重點為：

　　　　　　一、營養成分分析至少應包括熱量、蛋白質、脂肪、碳水
　　　　　　　　化合物及鈉等項目。

　　　　　　二、營養成分分析至少應分析三批樣品。

第 十八 條　相關研究報告文獻資料之審核重點為：

　　　　　　所提國內外同類產品之研究應用狀況及相關文獻資料，應
　　　　　　具有公認之科學可靠性及正確性。

第 十九 條　產品包裝標籤及說明書之審核重點為：

　　　　　　一、產品容器、包裝或說明書之標示應符合本法第十三條
　　　　　　　　及第十四條規定。

　　　　　　二、送審之保健功效敘述應與評估報告結果相符，其內容
　　　　　　　　應真實且無引人錯誤之情事。

第 二十 條　本辦法自本法施行之日施行。

健康食品管理法施行細則

發布日期：中華民國八十八年八月一日

衛署食字第八八〇四七三八二號令發布

第　一　條　本細則依健康食品管理法（以下簡稱本法）第三十條規定
　　　　　　訂定之。

第　二　條　本法第二條所稱特殊營養素，係指具有明確保健功效之成
　　　　　　分，並經中央主管機關認定者。

第　三　條　本法第二條所稱特定之保健功效，係指具有足以增進國民
　　　　　　健康或減少重大疾病危害因子之功效，並經中央主管機關
　　　　　　認定者。

第　四　條　本法第三條第二項所稱毒理學評估方法，係指基於毒理學
　　　　　　之原理，對健康食品所進行之安全性評估方法。

第　五　條　本法第七條第一項所稱證書費，係指申請查驗登記發給、
　　　　　　換發或補發許可證之費用；所稱查驗費，係指審查費及檢
　　　　　　驗費；其費額，由中央主管機關定之。

第　六　條　經查驗登記並發給許可證之健康食品，其登記事項如有變
　　　　　　更，應具備申請書，向中央主管機關申請變更登記，並繳
　　　　　　納前條所定之審查費；其收繳，應依預算程序辦理。

第　七　條　申請健康食品查驗登記時，或經發給許可證後，其名稱、
　　　　　　標籤、包裝、圖案、標示等如有仿冒或影射他人註冊商標
　　　　　　之嫌疑者，中央主管機關得通知其限期改正或為其他必要
　　　　　　措施。

第　八　條　本法第十條第二項所稱符合原產國之良好作業規範，係指
　　　　　　輸入之健康食品符合原產國主管機關所定之產品生產作

業規範。前項規範，應與本法第十條第一項之良好作業規範相當。

第 九 條 本法第十一條所稱健康食品容器或包裝應符合之衛生標準，為中央主管機關依食品衛生管理法所定之相關標準。

第 十 條 本法第十二條第二款所稱染有病原菌、第三款所稱殘留農藥安全容許量、第四款所稱原子塵、放射能污染安全容許量及第七款所稱有害人體健康之物質或異物，適用食品衛生管理法及其相關規定。

第 十一 條 本法第十二條第六款所稱逾保存期限，係指保存期限已逾本法第十三條第一項第四款所稱之有效日期。

第 十二 條 本法第十三條第一項第一款至第五款所定健康食品應標示之事項，適用食品衛生管理法及其相關規定。

第 十三 條 本細則自發布日施行。

健康食品衛生標準

衛署食字第八八○三六一七○號公告

1. 健康食品原子塵、放射能污染之安全容許量標準，準用現行食品衛生標準。

2. 健康食品器具、容器、包裝衛生標準，準用現行食品衛生標準。

3. 健康食品殘留農藥安全容許量標準。

   「健康食品殘留農藥安全容許量標準」規定其使用之原料均須符合現行「殘留農藥安全容許量標準」及「禽畜產品中殘留農藥限量標準」。

4. 健康食品衛生標準

   (1) 性狀標準：應具原有之風味及色澤。不得有腐敗、變色、異味、污染、發霉或含有異物。

   (2) 細菌限量：病原菌不得檢出。

   (3) 重金屬：最大容許量為 20ppm（以鉛計）；砷最大容許量為 2ppm。

◎問題與討論

1. 我國健康食品管理法在哪一年公告？共有幾章？分別作哪些規範？目的為何？

2. 市售健康食品在哪些狀況應即通知下游業者依規定期限收回，並作適當處理？

3. 申請健康食品查驗登記須檢附哪些資料？

4. 健康食品衛生標準與一般食品有何差異？

5. 健康食品之許可證，在有效期間內如發現哪些情況，中央主管機關得對其重新評估？

第七章　特定保健功能產品

第一節　卵磷脂

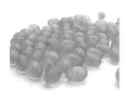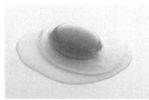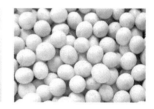

　　卵磷脂（lecithin）是最主要的磷脂質，「lecithin」一詞來自希臘語「lekithos」，係卵黃之意，因此中文譯為卵磷脂，商業上廣義之卵磷脂實際上包含多種不同化學構造的磷脂質，亦即包括：膽鹼磷脂（phosphotidylcholine，簡稱 PC）、乙醇胺磷脂（phosphotidylethanolamine，簡稱 PE）、植醇磷脂（phosphotidylinositol，簡稱 PI）、絲胺酸磷脂（phosphotidylserine，簡稱 PS）及神經磷脂（sphingolipids）等，狹義的卵磷脂係指 PC，為卵黃脂質中的主要磷脂質，約佔卵黃磷脂質的 2/3；PE 則俗稱腦磷脂，為腦細胞之主要磷脂質。

　　磷脂質廣泛分布於動植物之組織中，為細胞膜、神經細胞及腦細胞之重要成分，然而，由於磷脂質之含量一般均很低，大部分不宜作為製造卵磷脂之原料，市面上主要之卵磷脂產品為大豆卵磷脂，其次為蛋黃卵磷脂，其他植物性卵磷脂亦有生產的記錄，例如在 1940～1950 年代，美國曾經生產玉米卵磷脂；英國生產花生卵磷脂，德國則生產油菜籽卵磷

脂，主要係供作巧克力及人造奶油之製造用途，一般而言，含磷脂質較多之食物如下：蛋 3,000～3,500 mg %；蛋黃 10,000 mg %；牛腦 5,500 mg %，牛肉、豬肉 1,200～3,500 mg %；肺、脾 1,000～1,500 mg %，大麥胚芽 1,000～1,300 mg %；花生 600 mg %；大豆 2,000 mg %；油菜籽 1,500 mg %。

一、卵磷脂之製備

卵磷脂依其原料來源的不同，其磷脂質成分亦有所不同，卵磷脂之商業產品以大豆卵磷脂為主，其次為蛋黃磷脂，其他如玉米卵磷脂、棉籽卵磷脂及油菜籽卵磷脂亦有生產，但產量很少，茲將各種卵磷脂產品之磷脂質組成整理如表 7-1 所示。

表 7-1 各種卵磷脂之成分（%）
Table7-1 Compositions of various lecithin products

Lecithin product	PC	PE	PI	PS	Sphingomyelin
Soya	33	33	21	5	-
Egg	66	18	5	-	4
Corn	40	5	18	1	-
Cotton seed	23	13	13	2	-
Rape seed	48	8	18	-	-
Sunflower seed	14	24	13	-	-
Bovine brain	18	36	2	18	15

關於大豆卵磷脂之產品目前可分兩種，一種為粗大豆卵磷脂，含大約 65%磷脂質；另一種為純大豆卵磷脂，含磷脂質 95%以上。目前市面上作為健康食品之卵磷脂為造粒化之高純度卵磷脂，謹將大豆卵磷脂及蛋黃卵磷脂之製造方法介紹如下。

（一）大豆卵磷脂之製造

大豆卵磷脂主要係以副產品之形式進行生產，在製造大豆油之過程中，大豆片首先以正己烷萃取大豆組織中所有脂質，包括細胞膜組成中極性之磷脂質，由於磷脂質之黏性大、且易發生褐變，影響精製操作及最後之食用油品質甚鉅，因此在精製初期即需先去除磷脂質，因磷脂質為極性物質，易與水結合，因此其去除方法係在高溫下通入水氣攪拌以使磷脂質與水結合成不溶於大豆油中之凝聚物，然後藉離心而分離，將此分離物進行乾燥處理即得粗卵磷脂，其組成約含 1/3 大豆油及 2/3 大豆卵磷脂。進一步利用卵磷脂不溶於丙酮之性質，於粗卵磷脂中添加丙酮，即可沉澱出大豆卵磷脂，將此卵磷脂以丙酮重複洗滌，然後予以減壓乾燥即得高純度之大豆卵磷脂，關於上述脫膠操作，目前已改用稀酸（檸檬酸、磷酸等）水溶液處理，其沉澱效果更佳。關於大豆卵磷脂之製程如圖 7-1 所示。

（二）蛋黃卵磷脂之製備

蛋黃卵磷脂之製備與大豆卵磷脂者不同，它並非以副產物之形式生產，由於蛋黃中含有大量之水分，無法直接以正己烷等非水溶性之有機溶劑萃取。一般方法為先將蛋黃乾燥，然後直接以乙醇或異丙醇直接萃取而得粗蛋黃卵磷脂，此產品含高量之 PC（約 60%以上），亦可使用乙酸乙酯萃取，此萃取物含中性酯及卵磷脂，其中約含 15%之卵磷脂，若使用液態蛋黃為原料則須先使用丙酮溶劑萃取，因卵磷脂不溶於丙酮，因此將丙酮萃取後之殘渣再以乙醇或其他有機溶劑萃取即可得幾乎不含膽固醇之高 PC（約 70%以上）蛋黃卵磷脂。關於蛋黃卵磷脂之製備方法如圖 7-2 所示。

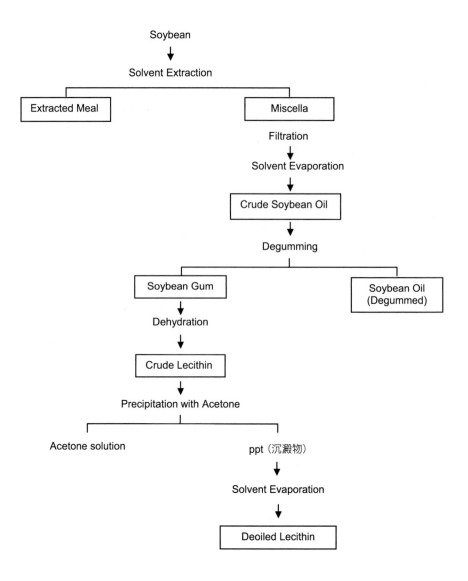

圖 7-1 大豆卵磷脂之製備流程

Fig7-1 Preparation of Soybean Lecithin

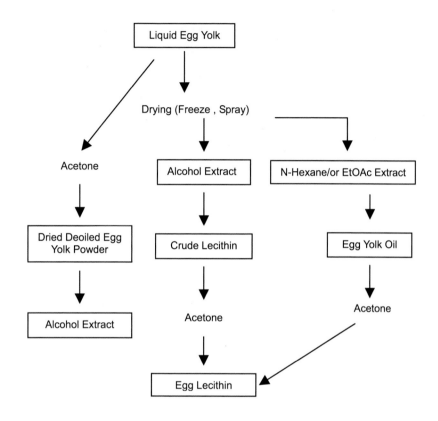

圖 7-2　蛋黃卵磷脂之製備流程

Fig 7-2 Preparation of Egg Lecithin

二、卵磷脂在工業上之應用

　　卵磷脂在分子構造上具有兩條疏水性之長鍵脂肪酸鏈及親水性之磷酸根離子及／或鹼基離子，為一種典型之離子性介面活性劑。此外，由於其磷酸根對金屬離子之螯合作用，因而具有油脂之抗氧化效果，基於卵磷脂之優異介面活性，因此在工業上可供作各種添加劑用途，如表7-2 所示。

表 7-2 卵磷脂的加工機能性

Table 7-2 Processing functionalities of lecithin

Emulsifier	Spreading agent
Moisturizer	Wetting agent
Antioxidant	Release agent
Coating improver	Rust inhibitor
Cosmetic additive	Magnetic recording media
Skin feel improving agent	

（一）卵磷脂在食品加工上之用途

卵磷脂本身是一種乳化劑，具有乳化性、濕潤性、保水性等，此外亦具有抗氧化性。因此，在食品加工上具有廣泛之用途，茲舉重要者如下：

麵包之製造	製造麵糰時必須加入酥油，酥油中含有乳化劑，使麵糰在揉捻時幫助蛋白質與澱粉有效地排列成網目構造，若添加卵磷脂則可節省乳化劑用量，增加麵包安定性（防止老化），促進糖與油脂之親和力而縮短混合時間、減少黏性而增加機械操作性，增加體積、使紋路細而均勻及保持柔軟性及滑潤食感等。
巧克力之製造	巧克力係由可可脂、糖及牛乳為原料製成，添加卵磷脂可降低黏性、增加機械操作之容易性。亦可降低可可脂用量，增加產品光澤及提高食感品質，用量約 0.3～0.5%。
糖果之製造	以砂糖為主原料，另加上麥芽糖、少量油脂及其他副原料加熱揉捻而成。添加卵磷脂可提高油脂分散性及改善質地之滑潤感。
米果之製造	米果基本上係由原料米浸泡水、瀝水後蒸煮、搗碎混煉、成型、乾燥、烘焙膨發而成，添加卵磷脂可使質地平滑均勻、賦予良好口溶性、降低碎片之黏齒性等。

冰淇淋之製造	大豆卵磷脂常用作冰淇淋之乳化劑，添加量約 0.5%，可使顆粒細而均勻，防止糖類結晶析出，增強空氣泡保持之安定性。
人造奶油之製造	人造奶油係由大約 80%油脂及 20%水所構成之 w/o 型乳化物，添加 0.01～0.1%卵磷脂可使乳化顆粒細緻均勻，塗布性良好，可使用於軟式、硬式及塗布式之人造奶油。
咖啡奶精之製造	咖啡奶精主要係由固體脂（氫化椰子油）及糖漿構成，添加卵磷脂可改善其白濁性、分散性及熱安定性，添加量約為固型物之 0.1～6%。
麵類之製造	對麵條而言，卵磷脂之添加可防止麵條發生龜裂及防止煮麵時之溶出及延伸而失去 Q 性，在製造冷凍水餃、燒賣、春捲、餛飩時，添加大約麵粉量之 2%的卵磷脂可改善操作性，防止黏機性；對產品可提昇保水性、防止產品間相互黏結、並提昇食感。對產品之冷凍儲存而言可防止硬化及組織之劣變。
其他	例如改善飲料之分散性（如可可粉），改善即溶性（如即溶奶粉），改善釋放性〔如氣溶膠（aerosol）、氣凝膠（aerogel）〕，改善混合性（如麵糰、乳霜之製造）及供作氧化劑（例如 PE 與 Vit.E 或其他抗氧化劑共用可表現更加之抗氧化效果）等。

（二）卵磷脂在其他產業之用途，如下表

養殖魚類飼料	增加分散性
水果、花卉之保鮮	水果用於氣體儲存前浸泡 1/100～1/1000 之卵磷脂水溶液，可增加保鮮效果；於花卉保鮮液中添加卵磷脂具保鮮效果，可能是形成卵磷脂薄膜之關係。
農作物殺菌劑	卵磷脂約 1000ppm 具有殺菌效果，例如稻米之紋枯病、白葉枯病；小黃瓜之灰色黴菌病等。
蚊子防除劑	於水中添加卵磷脂，可使表面張力由 70 dyn/cm^2 降至 30 dyn/cm^2，使蚊蛹無法生存。
工業用途	油墨、墨汁之乳化劑。

化妝品、毛髮化妝品	改善濕潤效果、營養效果、塗抹效果及附著效果等，為毛髮細胞營養素，可促進毛髮生長及防毛髮脫落，使用卵磷脂於化妝品時，可改善皮膚之觸感，降低油膩性，提高保水性，防止衣服污染性及保持久不脫落之效果，為化妝品之重要添加劑。
醫藥上之付貼劑	促進藥物之吸收效果。
制癌劑	研究結果顯示，以脂解改質而製得之溶血卵磷脂（lysophosphotidylcholine; LPC）對腫瘤細胞具有良好之制癌效果，且為非選擇性之效果。
製造脂質體（liposome）	藉卵磷脂可製造二分子層膜、類似生物膜，可供學術上作為生體膜物化性之研究。另外，將醫藥成分作成脂質體形式可增加其安定性，配合免疫學原理可安全有效地運輸至治療部位，使其充分持續地發揮藥效。

三、卵磷脂之生理機能性

　　構成生物體之細胞、粒線體、小胞體、核糖體、高爾基體等細胞小器官以及細胞之種種顆粒等均係由特異性之膜所包圍，關於生體膜之化學組成的研究報告很多，大致上皆認為係由蛋白質及磷脂質為主成分構成之集合體，雖然各種生體之磷脂質組成有很大的不同，但基本上係由7～8種磷脂質所構成，其中之脂肪酸則以碳數為12～14者為主，包括含0～6個不飽和鍵之脂肪酸，生體膜為何係由那麼多種複雜之組成所構成，其理由尚未充分瞭解。關於生體膜之結構，Singer and Nicolson於1972年提出生體膜之「脂質－蛋白質嵌鑲」（lipid-protein mosaic）假說，此假說認為生體膜係由磷脂質構成雙分子層，而蛋白質則嵌入雙分子層中，亦即蛋白質之疏水部分嵌入磷脂質之雙分子層內部，親水性部分則露在外面，蛋白質並非固定在雙分子層之特定部位，而是可在雙分子層內作橫向之移動，因此稱為流動型之嵌鑲模型。

　　由上述可知，生體膜之功能並非僅在於隔離保護細胞體，而是具有一種流動性控制功能之生體膜，它不僅保護細胞，同時可選擇性輸送物質進出細胞，傳達及反映外界之信息，以及控制生體所需能量的產生機制，扮演細胞生活上不可欠缺的重要角色。由此可見，磷脂質乃生活細胞不可缺少之成分。

　　有關磷脂質之生理活性機能的研究很多，到目前已經證實者如下：

1. 作為生體膜之主成分，形成脂質雙分子層，可調節控制與生體膜結合。
2. 促進油脂及脂溶性維生素之消化、吸收。
3. 為膽鹼（Choline）、肌醇（inositol）、磷及必須脂肪酸之供給來源。
4. 調整膽固醇之代謝，保持血液中膽固醇之安定量。
5. 控制血清中脂質之含量。
6. 改善肝臟、膽囊之代謝機能。
7. 提供前列腺素之前驅物，亦即 ω-3 脂肪酸。
8. 調整免疫功能。
9. 作為肺表面活性物質，使肺細胞易於收縮及擴張。
10. 調整神經組織之功能。

　　關於磷脂質之生理機能的研究近年來相當積極，例如最近已發現在肺表面具有顯著降低肺泡之氣液界面張力之活性物質，稱為肺表面活性物質。如果缺乏此物質，則肺泡會失去擴張、收縮之功能，研究結果發現此物質為蛋白質與脂質之複合物，而脂質之主要成分則為 PC 及 GPC（glycerophosphotidylcholine），其中之脂肪酸則以棕櫚酸為主。體內之膽鹼，不管是體內合成或攝取自生物者，均係經由門脈循環而運至肝臟，然後合成 PC，只有一部分釋放至血液中，人類血液中通常保持一定量之膽鹼，約 7-22 μM，在人體攝食試驗中，發現食用 2.3g／日之蛋

黃卵磷脂或大豆卵磷脂後，大約第 6 小時，血液中之膽鹼含量可提昇至大約 40μM，攝取高膽鹼者（0.65g 膽鹼／日）亦有提昇效果，但效果較差，僅提高約 15μM 左右，此結果顯示直接攝取 PC 之效果較佳，可能與消化吸收有關。

四、卵磷脂對動物健康之影響

Kullenberg 以卵磷脂摻和飼料飼養各種健康情形不同之動物，並觀察食用卵磷脂後對其健康及活動反應性之影響，結果發現可提高貓狗的警覺性、較易消除疲勞、胃口較佳、病狗易復原且服用藥量可減少，其詳細結果如表 7-3 所示。

表 7-3　卵磷脂對動物健康之影響

Table7-3 Effects of lecithin on animal health

Dogs and Cats of All Ages
· Glossier, healthier looking hair coat
· Reduced shedding
· Increased vigor and activity
Ceriatric Dogs and Cats
· Less stiffness and signs of painful movement
· Stronger appetite
· Return of learned habits (like scratching to go outside , or barking at mailman)
Working Dogs
· Increased alertness and stamina
· Quicker recovery after stress
Seizuring Dogs
· Seizure control with reduced drug dosage
· Reduced liver toxicity
· Faster post-seizure return to normal alterness and activity

　　鐘淑英等曾以 100mg 卵磷脂餵食學習能力低落小白鼠 4 週，結果發現學習能力約增進 88～94%，腦部 choline 增加 20～50%。

　　劉等曾以 5%蛋黃卵磷脂填充至高膽固醇性膳食大白鼠之飼料中餵食 Wistar 品系老鼠 6 週，結果發現血清總膽固醇（total-C）、低密度脂蛋白膽固醇（LDL-C）、極低密度脂蛋白膽固醇（VLDL-C）及促動脈硬化指標（AI）均顯著降低，分別下降 28.83%、49.35%、40.74%及 52.03%。

第二節　魚油

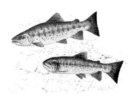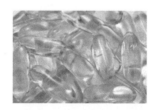

　　魚為營養豐富的動物性食品，自古人類就將魚視為優質食品，雖然其油脂含量較肉類少，但魚油卻與人類健康息息相關。在台灣光復時期，國民常患營養素攝取不足之營養不良現象。因取自魚肝臟之魚肝油富含維生素 A、D，適時魚肝油即為很好的維生素 A、D 之補充劑。近年來，由於國民所得提昇，營養過剩之現象普遍存在，也因而造成慢性病之罹患率增加，如心血管疾病一直躍居國人十大死亡原因之前二、三名，取自深海魚之油因含有多量的 DHA、EPA 具有降血脂功能，故成為近代人的保健食品之一。

一、魚類脂質含量

魚種不同其脂質含量不一，一般介於 1～18%，Ackman 將之分類為瘦脂油魚（Lean fish），油脂少於 2%；低脂油魚（Low fat fish），油脂介於 2～4%；中脂油魚（Medium fat fish），油脂介於 4～8%；高脂油魚（High fat fish），油脂大於 8%。台灣常見食用魚類之總脂質含量詳如表 7-4。

表 7-4　台灣常見食用魚類之總脂質

魚種	Total lipids（mg/100g muscle）	n-3PUFA（mg/100g muscle）	EPA（mg/100g muscle）	DHA（mg/100g muscle）	22:1（mg/100g muscle）	cholesterol（mg/100g muscle）	CSI*（mg/100g muscle）
瘦脂魚							
旗魚	1.0±0.2	0.31±0.03	0.04	0.23	0.05	36.4±1.3	2.16
吻仔魚	1.3±0.2	0.43±0.02	0.12	0.22	Tr	27.5±4.1	1.88
低脂魚							
鱸魚	2.3±0.4	0.45±0.01	0.09	0.24	0.02	70.9±13.5	4.25
白帶魚	3.1±1.2	0.56±0.08	0.10	0.32	0.05	86.9±22.3	5.63
白鯧	3.4±0.5	0.70±0.13	0.12	0.44	0.05	77.0±37.9	5.16
中脂魚							
石斑	4.4±1.6	1.12±0.16	0.23	0.73	0.08	62.8±14.8	4.94
吳郭魚	5.9±3.7	0.64±0.26	0.05	0.21	0.04	74.5±4.5	5.71
烏魚	7.4±1.6	0.65±0.13	0.08	0.24	0.02	81.3±30.7	6.21
鰱魚	7.9±2.9	1.14±0.13	0.27	0.27	0.02	66.5±10.0	5.42
鯉魚	8.0±5.4	0.84±0.54	0.09	0.49	0.01	85.2±28.2	6.29
高脂魚							
虱目魚	8.3±2.9	0.68±0.13	0.05	0.28	0.02	72.3±15.6	6.70
土魠	10.5±2.3	2.31±0.38	0.72	1.15	0.12	85.6±19.3	8.54
秋刀	14.8±4.5	4.23±0.09	0.89	1.93	2.66	76.5±25.5	7.52
鱈魚	15.9±3.4	1.30±0.51	0.40	0.45	3.56	84.4±24.3	7.05
油魚	17.6±1.2	3.41±0.30	0.14	0.24	0.21	59.3±2.7	7.90

* CSI（Cholesterol / saturated fat index）=（1.01 × g saturated fat）+（0.05 × mg cholesterol）

二、魚類脂肪酸組成

　　魚種不同,其脂肪酸組成不一,一般而言,深海魚含有較豐富的長碳鏈不飽和脂肪酸如 DHA、EPA,如表 7-5,由保麗龍容器之溶解與否可分辨魚油組成型態,魚油為一種酯類,如脂肪酸與醇類作用形成簡單酯類,對塑膠產品具有很強的溶解性如香蕉油,但如脂肪酸與甘油形成之甘油酯則對塑膠製品不溶如沙拉油,表 7-6 顯示高 EPA 及 DHA 含量之魚油不一定會溶解保麗龍容器。

表 7-5　台灣常見食用魚類之脂肪酸組成

脂肪酸百分比(%)	種　　　類									
	鯉魚	白鰱	吳郭魚	虱目魚	烏魚	石斑	七星鱸	吻仔魚	白帶魚	油魚
12:0	TR	0.46	0.44	TR	TR	TR	TR	TR	TR	TR
14:0	1.65	2.94	2.43	1.12	2.67	4.75	2.66	4.61	5.49	0.27
15:0	0.33	1.35	1.02	0.28	0.45	1.28	0.40	0.90	0.84	2.30
16:0	17.5	16.14	21.30	28.15	23.00	23.76	22.13	23.13	23.57	1.34
17:0	0.41	1.18	0.77	1.34	0.31	0.72	0.65	1.33	1.21	23.18
18:0	4.78	3.96	5.45	6.50	2.19	9.07	4.47	8.05	8.42	0.60
20:0	0.14	0.31	0.25	0.33	0.12	0.43	0.08	TR	0.19	0.02
22:0	0.12	0.27	0.55	0.06	0.03	0.06	0.50	0.82	0.70	0.05
24:0	0.16	TR	0.50	TR	TR	TR	0.03	TR	0.46	TR
SFA	24.70	26.61	33.22	36.79	28.73	40.45	30.93	38.89	40.89	27.76
16:1 n7	6.32	6.08	7.25	4.40	6.92	6.32	10.60	5.28	6.03	2.10
18:1 n9	41.09	30.74	28.28	29.07	28.93	17.63	25.71	10.65	25.77	43.04
20:1 n9	2.22	1.83	1.11	3.11	1.34	1.77	1.50	TR	2.21	4.12
22:1 n9	0.15	0.26	0.67	0.30	0.24	1.86	1.04	0.37	1.70	1.21
24:1 n9	TR	TR	TR	TR	TR	1.10	0.56	1.24	0.76	0.30
MUFA	49.49	38.91	37.32	36.51	37.49	28.05	39.41	17.54	36.48	50.77
18:2 n6	12.03	14.57	13.45	14.02	22.38	2.03	8.07	3.71	1.35	0.91
18:3 n6	0.23	0.60	0.68	0.27	0.54	0.17	0.39	0.33	0.41	TR
18:3 n3	1.71	4.57	2.25	1.17	2.06	0.88	0.86	2.69	0.76	4.46
18:4 n3	0.17	0.73	0.22	0.15	0.32	0.64	0.56	1.97	0.42	10.60

20:2 n6	0.55	0.97	0.68	1.82	0.67	0.47	0.18	0.42	0.19	0.20
20:3 n6	TR	TR	0.75	TR	TR	TR	TR	TR	TR	TR
20:4 n6	1.04	2.74	1.69	1.78	0.36	0.28	0.98	4.48	1.84	0.78
20:3 n3	0.36	0.69	0.55	1.19	0.21	TR	0.17	0.47	TR	1.33
20:4 n3	0.24	0.94	0.33	0.33	0.36	0.55	0.38	0.62	0.66	0.47
20:5 n3	1.14	3.46	0.77	0.57	1.12	5.30	3.94	9.07	3.21	0.77
21:5 n3	0.32	0.40	1.11	0.32	0.16	TR	1.08	0.83	0.59	0.09
22:5 n6	0.21	0.97	1.50	0.67	0.49	1.51	0.50	0.76	0.98	0.18
22:5 n3	0.50	0.89	2.01	1.04	1.35	2.79	2.19	1.17	2.01	0.33
22:6 n3	6.07	3.41	3.48	3.36	3.21	16.61	10.35	7.04	10.23	1.35
PUFA	25.42	34.48	29.60	26.70	33.74	31.49	29.66	43.60	22.64	21.47
n-3%	10.49	14.64	10.71	8.03	8.79	25.44	19.45	33.80	17.87	19.40
n-6%	14.93	19.84	18.76	18.57	24.95	6.06	10.13	9.70	4.77	2.07
n-3/n-6	0.70	0.74	0.57	0.44	0.35	4.20	1.93	3.48	3.75	9.30

三、EPA 及 DHA 之濃縮方法

（一）尿素沉澱法

尿素晶體一般是以正方晶形（tetragonal form）存在，但若是其溶液和某些直鏈分子同時存在時，將會形成內含直鏈分子的六方柱（hexagonal prism）結構而使其結晶析出。此種結合能力與分子的大小及形狀有關，其中分子的長度不可太短，否則此種複合物的結構容易瓦解。一般直鏈飽和酸及其酯類均符合此一要求，但不飽和脂肪酸則隨著順式雙鍵數目增加而使分子形狀彎曲造成體積增大而不易與尿素形成此類複合物，利用此一原理可使得飽和脂肪酸較不飽和脂肪酸易形成複合物而被結晶出來。進而將此二種脂肪酸分離開來。此種尿素的複合物形成是屬於放熱的可逆反應，此外，複合物形成時，尿素溶液須維持在飽和的狀態，否則過量的溶劑會將複合物中之脂肪酸萃取出來而使其結構瓦解。

　　1988 年 Ratnaykc 等人將魚油溶於乙醇中，皂化、水解使其成為游離脂肪酸後加入尿素並與其中之飽和脂肪酸形成複合體後經沉澱及離心，取澄清液加入大量 pH4 的蒸餾水，將不飽和脂肪酸游離出來後再將其酯化成為脂肪酸乙酯，置於 30°C，靜置 24 小時過濾，濾液利用分子蒸餾脫除極性物質後，得到富含多元不飽和脂肪酸的產品，其 EPA 和 DHA 的濃度達 69～85%，其收率約 17～20%。

表 7-6　可溶及不溶保麗龍容器之市售魚油中 DHA 及 EPA 所佔脂肪酸組成百分比
Table7-6 Composition of DHA and EPA in the commercial fish oils which could solubilize polystyrene container or not

Sample NO	Solublization of polystyrene	DHA	EPA
2	+	23.23	11.79
4	+	20.01	12.89
5	+	28.10	18.34
6	+	13.37	24.21
8	+	24.27	15.08
9	+	29.86	18.84
1	−	0.00	0.00
3	−	16.81	11.75
7	−	9.15	5.84
10	−	13.15	8.79
11	−	12.33	8.42
12	−	37.05	21.11
13	−	17.63	12.65
14	−	17.18	11.04
15	−	17.34	11.74
16	−	17.44	12.95
17	−	16.43	11.74
18	−	17.81	12.20
19	−	16.43	13.33
20	−	17.82	12.48
21	−	18.35	12.53
22	−	9.67	6.30

Foot note：＋: can solublize the polystyrene container
　　　　　−: can not solublize the polystyrene container

（二）低溫溶劑區分法

此方法是利用不同之脂肪酸在低溫的有機溶劑中因其溶解度的不同而加以區分開來。在脂肪酸中，當飽和的程度相同時，以碳數越大者溶解度越低；當碳數相同時，雙鍵數目越多則溶解度越高。1993 年 Colin 等人將不同種類之魚油利用滴管滴入液態氮中使其快速固化形成一顆顆的小珠（bead），藉以增加其表面積。其次，將魚油所形成之小珠加入-60°C 的丙酮中慢速攪拌 42 小時後過濾，濾液於 40°C 減壓濃縮去除溶劑後得到產品。其產品中的 EPA 和 DHA 的濃度可達 41.7-57.4%，收率約為 2.8-26%。

EPA

DHA (Yazawa,1994)

圖7-3　EPA（eicosapentaenoic acid）和（DHA docosahexaenoic acis）的結構式

（三）超臨界二氧化碳萃取法

流體受壓力和溫度的影響而有三相的變化，一般氣體在臨界溫度以下時，由於壓縮即發生凝縮成為液體；若在臨界溫度以上時，即使加壓

也不會發生凝縮而變為液體。於臨界溫度和臨界壓力之狀態稱為臨界點，位於此點之物質既不屬於氣相，亦不屬於液相之狀態。超臨界流體之性質，黏度與氣體相近，但密度遠大於氣體，而此時溶劑的能力與液體相近，與液體溶劑比較，有較高擴散係數與較低之黏度，因此具有較快之萃取速率，超臨界流體可藉由壓力和溫度來調整其萃取能力，而且可以對不同性質之溶質，依溶質之蒸氣壓差異及溶質對超臨界流體之親和力不同而分離，進而達到濃縮之目的。

　　一般傳統的有機溶劑萃取法之缺點在於所使用的溶劑易燃且大多對人體有害，須在高溫及高真空下才能將溶劑脫除，不僅須消耗較多能源且有溶劑殘留的問題。此外亦會對熱敏感性物質造成破壞。超臨界流體萃取因為沒有上述之缺點，所以具有極大的潛力。在超臨界流體的選擇，以二氧化碳最被廣泛使用，因為其臨界溫度低（304.2°K），臨界壓力適中（1070.7 psi），而且具有純度高、價廉、不燃性、無腐蝕性及毒性、揮發性高、易與被萃取物分離等優點，故特別適用於食品工業上。

　　1988 年 Nilsson 等人將魚油中的脂肪酸酯化，使其成為脂肪酸乙酯，再利用超臨界二氧化碳來萃取。利用不同的溫度和壓力將不同碳數的酯類區分開來。其產品中的 EPA 和 DHA 的濃度可達 57.4%，若與尿素沉澱法配合，則 EPA 和 DHA 的濃度可達 90%以上。

（四）膜分離法

　　1994 年佐僑裕子等人將魚油水解後，將其水解液利用可通過分子量（MW cut-off）20000 的膜來分離水解液中的大小分子，進而達成濃縮的目的。其產品中的 EPA 和 DHA 的濃度可達 34%。

（五）酵素法

　　一般油脂是由甘油和三個脂肪酸酯化所形成的三甘油酯，而由於立體結構的關係，DHA 大部分鍵結於甘油之第二位置；而 EPA 大多鍵結於甘油的第二及第三之位置。所以理論上可利用專一性的脂解來將甘油之一、三位置之飽和脂肪酸及單元不飽和脂肪酸解離，而使大多數的 EPA 及 DHA 保留在單甘油酯及雙甘油酯上，若再加上利用此甘油酯與含高濃度之多元不飽和脂肪酸在長時間下進行酯化，使大多數之單、雙甘油酯再酯化成為三甘油酯，將可大大增加魚油中 EPA 及 DHA 的濃度。

　　1992 年 Yukihisa 等人利用一些微生物的脂解酶（表 7-7）來對魚油進行反應，以每克的基質加入 200 單位濃度的酵素於 37°C，500 rpm 下攪拌，反應系統中通入氮氣。其中發現以 *Candida cylindraces* 所產生的酵素脂解效果最好。當水解程度達 65%時，其中甘油酯所含的 EPA 及 DHA 的濃度分別由 5.6 及 4.1%上升至 25.1 及 53.1%；當水解程度達 78%時，其中甘油酯所含的 EPA 及 DHA 的濃度分別由 13.3 及 8.9%變化至 9.8 及 30.5%，1992 年 Sridhar 等人利用 *Mucor miehei* 所生產的一、三位置的脂解酶，以魚油加 ω-3 的多元不飽和脂肪酸及 10%的酵素於 60°C 通氮氣的條件下進行交酯化作用，可將 EPA 的濃度由 14.0% 提高至 34.9%，DHA 的濃度由 13.8%提高至 30.4%。1944 年 Hubert 等人利用一、三位置的脂解酶，Amano Plipsc 將魚油水解，所得到的甘油酯，其中所含 ω-3 的多元不飽和脂肪酸的濃度為 48～71%，收率約為 14～46%，1995 年溫等人利用 Novo 公司的 Lipozyme IM 20 將魷魚油進行三次水解處理，其甘油酯部分 EPA 的濃度由 13.2%提高至 23.9%；DHA 的濃度由 18.2%提高至 42.2%。

表 7-7 各種微生物脂解酶及其特性

微生物種類	最適溫度（℃）	酵素作用位置	酵素活性	生產公司
Candida cyliadraces	30-40	None	70.0	Nelto Sangyo
Aspergillus aiger	30-40	1,3	6.3	Amano
Pseudomonas sp.	40-65	None	5.5	Amano
Rhizopus delesar	30-45	1,3	2.0	Tanabe
Rhizopus javasicus	30-45	1,3	8.1	Amano
Chroaobacterius viscosus	60-70	None	8.5	Asahi Chenical

（Yukihisa, 1992）

（六）硝酸銀層析法

　　由於硝酸銀中之銀離子對雙鍵化合物之 π 電子具有親和力，所以在層析管柱的固定相中加入適宜比例的硝酸銀來進行層析。在層析過程中，若樣品中含有較多順式之雙鍵，則與銀離子之交互作用力越強，所以滯留於層析管柱內的時間越久，利用此一原理可對飽和程度不同之脂肪酸進行分離。1985 年 Adlof 等人將魚油甲酯化後利用硝酸銀的管柱分離脂肪酸甲酯，收集不同時間的沖提液，可將 EPA 的濃度由 29.1%提高至 87.7%；DHA 的濃度由 20.5%提高至 95.4%。1994 年矢澤一良等人發現鰹魚及鮪魚的眼窩脂肪中含有 30～40%DHA，並利用硝酸銀溶液的處理方式，在首次處理可得到含 95%的 DHA 產品，若連續處理後可得到 99%的 DHA 產品。

　　上述提到的各種方法各有優缺點，整體來說以脂肪酸酯的分離效果較好，而三甘油酯上面所鍵結之脂肪酸成分較複雜，較難有良好的分離效果，一般來說，由於魚油中富含較高濃度的多元不飽和脂肪酸，若分離精製的條件較劇烈或控制不良，極易產生氧化物而對人體健康造成傷害。所以在考慮採用所需方法時，除了成本、效果等因素外，還需考慮到所使用的反應條件以較溫和、不會造成油脂的氧化為佳。有一些學者

認為以酵素的方法較佳，因為反應條件較溫和，且專一性較好，但是所得到 EPA 及 DHA 的濃度最高僅在 50%～60%左右，若是想得到較高濃度的 EPA 及 DHA 則需利用其他的物理或化學方法來配合（表 7-8）。至於如何發展出一套更簡便、更有效率並可以應用到工業上大量製備的方法仍是今後研究的重點。

表 7-8　各種濃縮方法比較

方法	所得之 EPA&DHA 之濃度(%)	收率(%)	參考文獻
尿素沉澱法	69%～85%	17%～20%	Ratnayke, 1988
低溫溶劑萃取法	41.7%～57.4%	2.8%～26.0%	Colia, 1993
超臨界二氧化碳萃取法	57.4%	-	Nilsson, 1988
膜分離法	34%	-	Yuko, 1994
酵素法	40.3%～57.2%	-	Yukihisa, 1992
	65.3%	-	Sridhar, 1992
	4.8%～71% (n-3) PUFA	-	Hubert, 1994
	66.1%	20%	溫, 1995
硝酸銀層析法	87.7% (ERA)	-	Adlof, 1985
	95.4% (DHA)		
	99% (DHA)	-	Yazawa, 1994

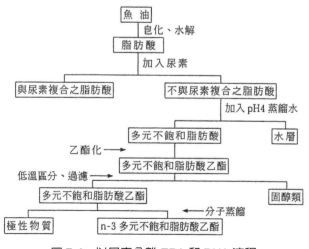

圖 7-4　以尿素分離 EPA 和 DHA 流程

第三節　靈芝

　　靈芝是一種高等真菌，屬於無鞭毛菌門（Amastigomycota）、擔子菌綱（Basidiomy-cetes）、無蕈褶目（Aphllophorales）、多孔菌科（Polyoraceae）、靈芝亞科（Ganod-ermoides）、靈芝屬（Ganoderma）。在眾多靈芝屬中，以學名 Ganoderma lucidum 為此屬之代表種，神農本草經，將之列為上品即以養命為目的，無毒長期服用不具副作用，此等

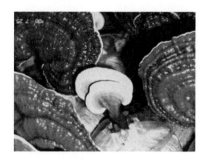

藥材能輕身滋補元氣，防止老化有延命效果。本草經在上品類列舉一百二十品目中，包括青芝、赤芝、黃芝、白芝、黑芝、紫芝等六種靈芝，具醫療與保健之雙重功效，茲說明於次。

一、靈芝之有效成分

（一）靈芝多醣體

　　靈芝多醣體是一種高分子物質，主要由多數葡萄糖結合而成的，而澱粉亦是由多數葡萄糖結合而成的高分子物質，但是兩者在構造上及生理活性則有很大區別，澱粉之葡萄糖分子是以 α-1,4 及 α-1,6 結合，而靈芝多醣體則以 β-1,3 結合，澱粉沒有生理活性，靈芝多醣體則有下列功效：

1. 抗腫瘤性多糖體

依據最近學者對靈芝多糖體的研究報告指出，抗腫瘤性多糖體分子量大都在 1×10^4 以上，如果培養時間過長，多糖體分子量超過 2×10^6 時，不溶於水無法利用，因此靈芝的培養時間不得過於老化。

2. 降血壓性多糖體

有地等（1979 年）報告從代表種靈芝（G.Iucidum）的子實體分離得到一種含縮氨酸的多糖體，分子量 1×10^5 以上，此種多糖體對降血壓有極好的功效。

3. 降血糖性多糖體

Hikino（1985 年）及 Tomoda 等（1986 年）分別從代表種靈芝（G.Iucidum）的子實體分離出三種多糖體（Ganoderan A、B 及 C），其成分分別為靈芝糖 A：含葡萄糖、鼠李糖（Rhamnose）及半乳糖（Galactose）；靈芝糖 B（Ganoderan B）含葡萄糖（55.1%）及縮胺酸（44.4%）；而靈芝糖 C（Ganoderan C）含葡萄糖（69.6%）、半乳糖（2.9%）及縮胺酸（25.5%）。三者分子量分別為 2.31×10^4、7.4×10^3 及 5.8×10^3，這些多糖體對降血糖的功效良好。

抗腫瘤性靈芝多糖體（β-Glucan）的基本構造

（二）靈芝三帖類

　　三帖類亦是靈芝之最重要成分，是一種小分子物質，由菌絲體到子實體的轉化過程中所生成的三帖類近數百種，但其中被研究而具有生理活性的三帖類不過幾十種，而這些有生理活性的三帖類大都存在於子實體內，其含量亦以子實體為最多。構成三帖類的碳數主要是 27 個。其主要生理活性如下：

1. 解毒保肝

　　蘇慶華、賴敏男等（1993 年）在香港舉行第一屆國際菇類生物學與菇類產物的論文討論會中發表從松杉靈芝（G.tsuage）的子實體分離純化所得的靈芝酸 B、C2（Ganoderic B、C2）對肝有很好的保護作用，

其中以靈芝酸 B 的效果最為顯著。Toth 等（1983 年）報告靈芝酸 R、S
（Ganoderic acids R、S）亦具有保肝作用。

2. 防止血壓升高

Morigiwa 等（1986 年）發表代表種靈芝（G. lucidum）的子實體以
70%甲醇萃取出的萃取物能抑制血管緊縮素轉化酶（Angiotension
converting enzyme），防止血管緊縮升高血壓。被分離出的三帖類包括靈
芝醛 A（Ganodoral A），靈芝醇 A、B（Ganoderols A、B）及靈芝酸 K、
S（Ganoderic acids K、S）。其他如靈芝酸 F（Ganoderic acid F）亦能抑
制血管緊縮素的形成。

3. 降膽固醇

Lin 等（1988 年）報告從靈芝菌絲體分離出的靈芝酸 MF（Ganoderic
acid MF）及靈芝酸 T（Ganoderic acid T）能抑制膽固醇的生物合成。

4. 抗炎症過敏

Kohda 等（1985 年）報告從代表靈芝（G.lucidum）子實體分離出
的靈芝酸 C、D 能抑制組織氨的釋出，對抗炎及過敏有良好的功效。

5. 癌細胞毒作用

Toth 等（1983 年）報告指出靈芝（G.lucidum）子實體分離出的靈
芝酸 U,V,W,X,Y,Z 能抑制肝癌細胞作用。

（三）其他有效成分及功效

靈芝成分中蛋白質 LZ-8、油酸（Oleic acid）、八環硫（Cyclooctasulfur）、腺核（Adenosine）、麥角固醇（Ergosterol）及有機鍺（Organogermanium）等，都被確認具有生理活性。

1. Tanaka 等（1989 年）發表從代表種靈芝（G.lucidum）培養菌絲體分離所得的蛋白質 LZ-8 具有免疫功能，其胺基酸序列已經被確定。

2. Tasaka 等（1988 年）報告從代表種靈芝菌絲培養液分離獲得的油酸及八環硫都具有抗過敏性的作用。其中八環硫化合物亦存在於香菇中，是香菇香味的主要來源。

3. Shimizu 等（1985 年）從靈芝子實體分離出來的腺核，證實具有抗血小板凝聚的作用。其他食物如人參亦含有此成分。

4. 麥角固醇具有降膽固醇、降血脂及抗癌的作用。

5. 天然有機鍺具有促進新陳代謝及抗腫瘤的功效。但是一般靈芝原料中有機鍺含量很少，約為 16-182 PPb（1PPb＝1/1000PPm），如前述，鍺是一種元素，生物不能合成，而一般栽培靈芝所用的培養材料中鍺含量很少，自然靈芝原料及其製品中所含有機鍺的量亦很少。

6. 抗衰老性多糖體：李榮芷等（1994 年）從代表種靈芝（G.lucidum）子實體中分離得到三種多糖（GLA、GLB 及 GLC）。進而從 GLB 及 GLC 等多糖中分離到 9 種純多糖（GLC1,2、GLB2,3,4、GLB6,7 及 GLB9,10），其組成成分分別為 GLC1 縮胺酸多糖，GLC2 及 GLB 葡聚醣，GLB3 甘露葡聚醣，GLB9 半乳葡聚醣。

靈芝三帖類的基本構造

二、靈芝之毒性

神農本草經上記載：「赤芝苦平無毒，主治胸中結、益心氣、補中增智慧不忘，久食輕身不老延年神仙」，已經明白敘述赤芝在古代使用時是無毒性的。至 1970 年代北京醫學院對不同栽陪，萃取方法所得的各種製劑進行急性的測試，結果顯示，一般栽培生產的靈芝及其製劑的毒性很低。在急性毒性分析時，使用體重 17～21 公克的小白鼠進行半致死量（LD50）之急性毒性試驗，結果如表 7-9 所示。

科學證據顯示，人工栽培的某些特定靈芝類，屬於無毒性或毒性極低的產品，唯天然靈芝則有待進一步證實。

表 7-9　不同來源靈芝製劑急性毒性分析結果

製劑方式	給藥方式	LD50 值	備註
靈芝醱酵濃縮液	灌胃	27.8 mL/kg	含醱酵液及菌絲體乙醇抽出液（1:1）濃縮 29 倍
靈芝醱酵濃縮液	腹腔注射	4.9 mL/kg	
靈芝醱酵濃縮液	腹腔注射	15.2 mL/kg	
靈芝恆溫滲濾液	腹腔注射	38.3 g/kg	濃縮 8.3 倍
靈芝子實體抽出液	腹腔注射	38.1 g/kg	
靈芝菌絲體抽出液	腹腔注射	34.2 g/kg	
靈芝熱醇抽出液	腹腔注射	6.75 g/kg	
靈芝菌絲水抽出注射液	靜脈注射	29.4 mL/kg	
靈芝菌絲醇抽出注射液	靜脈注射	12.9 mL/kg	
密紋薄芝醱酵液	腹腔注射	22.5 mL/kg	濃縮 8.5 倍

表 7-10 特定保健用食品的生理機能與靈芝藥理作用之比較結果

生理機能	項目	目前靈芝藥理研究已具備的作用
1.調節體能	調節中樞神經系統	＋
	調節末梢神經系統	＋
	調節攝取機能	？
	調節吸收機能	？
2.改善防禦功能	減低過敏症	＋
	活化免疫功能	＋
	促進淋巴細胞	＋
3.預防疾病	高血壓	＋
	糖尿病	＋
	癌症	＋
	代謝異常	＋
4.回復疾病	控制膽固醇合成	＋
	控制血小板凝集	＋
	調節造血機能	＋
5.抗衰老	抑制脂質過氧化	＋

表 7-11　不同等級靈芝規格

原料等級	菌傘厚度	菌傘直徑	每單朵重	菌管顏色	含水量	備註
一級	1cm 以上	12-20cm	30 g 以上	淡黃色	12%以下	無病蟲害雜質無畸形
二級	1cm 以上	9-12cm	15.30 g	淡黃色	12%以下	無病蟲害雜質無畸形
三級	0.6cm 以上	6-9cm	6.15 g	黃色	12%以下	無病蟲害雜質無畸形
四級		7-25cm	15 g 以上	黃色	12%以下	菌傘型無病蟲害
等外						

表 7-12 不同來源靈芝製劑最小致死劑量之分析結果

製劑方式	給藥方式	MLD 值
靈芝熱醇抽出物	腹腔注射	5 g/kg
靈芝熱醇抽出物	口腔	16.5 g/kg
靈芝冷醇抽出物	腹腔注射	22-32 g/kg
靈芝醱酵液濃縮	口腔	15.3 mL/kg

第四節　冬蟲夏草

一、冬蟲夏草之分布與品種

　　冬蟲夏草（Dongchongxiacao）為傳統中藥之珍貴藥材，自古至今約有三千多年的歷史，其起源於下列中國古代醫療書籍中對冬蟲夏草（簡稱蟲草）的入藥淵源記載，始記載於神農草本經。如李時珍所著之本草綱目一

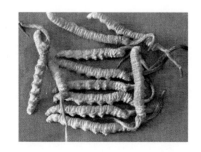

書中將蟲草又命名為「雪蠶」。本草備要：「蟲草甘平，保肺益腎，止血化痰」。

冬蟲夏草是由真菌類冬蟲夏草菌 Cordyecos sinensis（BERK）Sacc.寄生在鱗翅目（Lepidoptera）蝙蝠蛾科蝙蝠蛾 Hrpialus aroricanus Oberthiir 等的幼蟲屍體的複合體，屬於一種蟲生真菌（Entomogenous fungus）的真菌類。

一般真菌寄生的形態上主要分為木生菌（如：香菇）、糞生菌（如：四孢蘑菇）、土生菌（如：竹蓀）、蟲生菌（如：冬蟲夏草）及菌根菌（如：松茸）等。

冬蟲夏草菌在生物中的分類地位為真菌界（Fungi），真菌門（Eumycota），子囊菌綱（Ascomycetas），肉座菌目（Hypocreales）或球亮菌目，麥角菌科（Claviceptaceae），冬蟲夏草屬（Cordyceps），蟲生真菌則有 350 種。

而蟲生真菌可寄生的蟲類則有鞘翅目（Coleoptera）、鱗翅目（Lepidoptera）、膜翅目（Hymenoptera）、雙翅目（Diptera）、半翅目（Hemiptera）、異翅目（Isoptera）、直翅目（Orthoptera）、等翅目（Homoptera）之昆蟲綱幼蟲、蛹及成蟲及蜘蛛綱（Arach-nida）等。

除了昆蟲之外蟲生真菌亦可寄生在蜘蛛或蟎類上。但目前在中國大陸或台灣人所食用蟲生真菌均以 Cordycops sinensis 寄生在鱗翅目蝙蝠蛾科蝙蝠蛾幼蟲之蟲體上所生成冬蟲夏草為標準品，其他若不是由 Cordycops sinensis 寄生在鱗翅目蝙蝠蛾科蝙蝠蛾幼蟲之蟲體上所生成蟲草，一律歸類為偽蟲草。

冬蟲夏草的主要產地分布在中國大陸喜馬拉雅山系諸省如西藏、青海、貴州、四川、雲南、西康及甘肅等海拔三～四千公尺以上的積雪高原，其生長環境必須空氣潔淨、濕度較高，有適當光線的針葉林地或草原。

當蝙蝠蛾的成蟲在春末夏初產下幼蟲，而幼蟲開始慢慢成長。至初秋時，冬蟲夏草菌的孢子囊已在死亡的寄主體上成熟，開始四處散播孢

子，而隨風散布的孢子其中有一些就會接觸到蝙蝠蛾的幼蟲，而附著在幼蟲的體表上。以幼蟲為寄主，開始分泌一些幾丁酵素（chitinase）將寄主幼蟲的體表慢慢的溶破（因幼蟲的體壁主要由幾丁質構成），並產生單一個或數個芽管，經由幼蟲寄生的氣孔、環節膜或已溶解之體壁，直接進入蟲體內開始產生菌絲之繁殖。

此時被寄生的幼蟲還是活體狀態，由於高原氣候當冬季來臨時天氣會十分寒冷，所以幼蟲會為了躲避寒冷的冬天而鑽入土中進行如冬眠般的休憩動作。而寄生在蟲體內的冬蟲夏草菌便開始從蟲體內較柔軟的部分吸收營養，進行菌體的發芽生長。等到菌絲布滿了整個蟲體之後，幼蟲便在土中死亡；其菌絲吸收了寄主身上的營養之後會開始在蟲體內生成堅硬密實的內生菌核（Endosclerotium），當菌核成熟之後形成子實體（子座）就會凸出蟲體頭部破土而出，即形成了冬蟲夏草的形態。

二、冬蟲夏草的品質分級

良好的蟲草以蟲體色澤黃亮、棕黃、豐滿肥大，橫斷面為黃白色、子座短小者為佳。目前以產地來區分是以四川產量最大，而西藏、貴州所產的冬蟲夏草則品質最好。

蟲草之等級可依蟲草的大小分為三種規格：

（一）蟲草王

從採收的蟲草中挑出少數蟲體肥大，子座短小者，品質為最佳。

（二）散蟲草

採收的蟲草中已挑走蟲草王或未經挑選的蟲草。

（三）把蟲草

又稱為捆蟲草，是將許多蟲體較小之蟲草，用紅線以 5～6 條捆為一小絮，然後數小絮再捆為一大把，最後綁成方形之大塊，每塊約為 4 兩重，再用外紙包裝。

亦可依蟲草的產地將品質分為三種：

（一）爐草

為西康省巴塘、里塘所產，以康定為集散地，品質最佳。

（二）灌草

為四川省松潘地區所產，以灌縣為集散地，品質稍差。

（三）滇草

為康南滇西所產，以昆明為集散地，品質最差。

一般市面上所販售的偽蟲草以外觀就能判斷的品種如下：

（一）霍克斯蟲草

為麥角菌科植物的霍克斯蟲草菌（Cordyceps hawkesii Gray）寄生在蝙蝠蛾或蠶蛾（Phalerodonta-albibasis）幼蟲而生成子座及蟲的複合物，其子座呈彎曲狀，而寄生蟲體呈栗褐色，且不易折斷，又稱為亞香棒蟲草，是一種多產於安徽、江蘇、湖南等省的偽蟲草。

（二）涼山蟲草

為麥角菌科植物的涼山蟲草菌（Cordtceps liangshanensis Zang Liuet hu Sp. Nov.）寄生於鱗翅目昆蟲幼蟲上所形成的子座及蟲體的複合物。其子座較標準冬蟲夏草來得細長且不分枝，少產於四川雷波。

（三）蛹蟲草

為麥角菌科植物蛹草菌（Cordyceps militaris）寄生在夜蛾科的一種昆蟲蛹上面所形成的子座及蟲蛹體的複合物。蟲體為蛹成圓錐型，蛹上有環縊，呈醬紫色。又稱北蟲草，多產於吉林、河北、山西、廣西、雲南等地。

（四）分枝蟲草

為麥角菌科植物的分枝蟲草菌（Cordyceps ramose Teng）寄生於鱗翅目昆蟲幼蟲上所形成的子座及蟲體的複合體且經染色之後的乾燥物。其蟲體似蠶，而子座顧名思義就會產生呈 1～3（～5）的分枝子座，少數有側枝分生子座的生成，其子座柄細長，多彎曲，稍扁，呈黑褐色，少產於四川等省。

（五）地蠶

為由唇形科植物地蠶 Syachys glodonmbycis C. Y. Wu 生於土地下的地下塊莖呈梭型或長梭型，其與蟲草標準品最大的不同處是在於地蠶偽蟲草沒有明顯的凸出子座，只有類似蟲草的蟲體且呈現彎曲狀，呈黃色或灰黑色，蟲體柔軟易折斷，大多分布在中國華南及中南地區。

（六）石蠶

為水筆科植物石蠶 Polypodiods nipponica（Mott）chipy 的根莖，其外觀似蠶但沒有腳足，且沒有子座，所以容易辨認。

（七）偽造品

此品乃利用人工方法，加工麵粉、豆粉等製成類似冬蟲夏草的蟲體和子座的產品，其特徵為蟲體較大，子座較細長但無明顯的環紋和縱皺紋及蟲體應該有的八對腳足。所以易判斷，一般為豆粉的加工品。

三、冬蟲夏草的組成分

（一）冬蟲夏草的一般化學成分

冬蟲夏草的化學組成分析，含水分（water）10.48%，粗脂肪（lipid）8.4%，粗蛋白（protein）25.32%，粗纖維（crude fiber）18.53%，碳水化合物（carbohydrates）28.90%，灰分（ash）4.10%。

除了上述的主要成分之外，冬蟲夏草還有一些微量成分，含量約為3%，包括豐富的維生素 B_{12}，含量約 0.25μg/100g，也有 D-甘露醇（D-mannitol）、麥角固醇、硬脂酸（stearic acid）、軟脂酸（palmitic acid）、油酸（oleic acid）、棕櫚酸（palmitoleic acid）、油酸（oleic acid）、棕櫚酸（palmitoleic acid）、β-亞油酸（β-linoleic acid）、二十烷、膽固醇軟脂酸酯、麥角固醇過氧化物、蕈醣、抗壞血酸（ascorbic acid）、硫胺素（thiamine）、蟲草多醣及多種胺基酸。

以原子吸收光譜儀分析，證實在冬蟲夏草中至少含有鉀（K）、鈣（Ca）、鎂（Mg）、鐵（Fe）、鋅（Zn）、銅（Cu）、錳（Mn）、鎳（Ni）、鈷（Co）、鉻（Cr）、鎘（Cd）、鍶（Sr）、釩（V）、鉛（Pb）、硼（B）、硒（Se）等元素，其含量以鉀和鎂最高，其他如鈣、鋅、銅、錳和鉻含量較低，及微量的鎳、鈷、鎘、硒的存在。

（二）冬蟲夏草的機能性成分

1. 蟲草素（cordycepin）

是冬蟲夏草含有的一種成分，為 3-deoxyadenosine（3-去氧腺核）之核苷（Coreycepin），稱之為蟲草素。

蟲草素是一種核苷類似類（analogue），其所含的成分則對革蘭氏陽性菌有抑菌的效果，並在 Hela 細胞中對於 m-RNA（messenger-RNA）之合成和轉錄上有抑制作用。對於哺乳類動物的腫瘤細胞也有抑制的作用，其抑制機制主要是對 m-RNA 在進行 polyadenylation（聚腺核苷合成）過程中產生干擾，但是對於 DNA 的合成並無影響。

2. 蟲草酸（cordycepic acid）

為冬蟲夏草特有的一種成分，其對葡萄球菌（Staphylococus）、鏈球菌（Strepto-coccus）、馬鼻疽菌、炭疽菌及真菌（fungi）具有抑制作用。

3. 甘露醇（mannitol）

冬蟲夏草中亦含有多量之甘露醇，以四川產的冬蟲夏草和廣東所產的蔗蛾蟲草（偽蟲草的一種）測定其含量，結果分別為 11.41%及 6.05%。還是以四川所產的冬蟲夏草含量較多。

蟲草中的甘露醇具有使心臟及腦血管擴張的功能，有助於改善動脈硬化之症狀。甘露醇的分布廣泛，具有不吸濕、溶解度低之特性，其甘味度是蔗糖的 67～70%，亦可作為調味料改善呈味。所以也是蟲草所含有甘味來源。

4. 外源凝集素（lectin）

是一種會與醣類結合的蛋白質或醣蛋白（glycoproteins），但不是抗體（antibody）或酵素（enzyme），它具有二個以上醣基結合位置（sugar-binding site），所以可以造成動物、植物細胞的凝集，例如最常見

的紅血球凝集及醣共軛物質（glycoconjugate），如多醣類（polysaccharides）、醣蛋白（glycoproteins）及醣脂質（glycolipids）的凝結。

外源凝集素依其發現來源的不同可分為：

1. 動物性外源凝集素。
2. 植物性外源凝集素。
3. 微生物性外源凝集素。

而冬蟲夏草中外源凝集素是屬於微生物所產生的，其對於人體的免疫系統的調節和動物體的發炎反應上都有良好的作用。同時也具有抗菌、抗病毒及抑制寄生蟲生長的功能。

四、冬蟲夏草的生理療效

（一）動物實驗上生理療效作用

1. 抗癌及抗腫瘤作用

冬蟲夏草的抗癌作用主要是因為其中具有 1,3-、1,4-及 1,6-之結構的多醣體或半乳甘露聚糖（glactomannan）、蟲草素（cordycepin）與其所含大量 D-甘露醇及多醣類物質，均會抑制癌細胞分裂成長，所以能夠抑制癌細胞的擴散。蟲草素是一種非特異性免疫增強及調節劑，可激活機體活性細胞，尤其是 T 淋巴細胞及淋巴因子、單核、巨噬細胞（macrophage）系統及自然殺手細胞（natural killer cell）等，繼而提高對抗不良細胞（如癌細胞）的能力，而發揮抗腫瘤的功效。

蟲草素對於哺乳類動物的腫瘤細胞也有抑制的作用，其抑制機制主要是對 m-RNA 在進行 polyadenylation（聚腺核合成）過程中產生干擾，但是對於 DNA 的合成並無影響。

特別針對鼻咽癌細胞（KB）的生長有抑制其活性作用。例如將殖入艾氏腹水癌細胞的小白鼠，每日在腹腔注射 15-200mg/kg 的蟲草素，連續七天，則可以延長小白鼠存活的時間。

而冬蟲夏草的水萃取液（cordyceps sionensis; CS），則融合了上述的各種成分，所以其發揮的抗癌效果最好。例如對於殖入小白鼠皮下的種植性肺腫瘤的原發病巢生長與自發性肺部的轉移病巢都有抑制發病及病巢轉移的作用，並能抑制腫瘤細胞的增殖。

冬蟲夏草中的外源凝集素有抵抗小白鼠體內癌細胞如淋巴肉瘤（lymphosarcoma）、纖維肉瘤（fibrosarcoma）及黑色素瘤（melanoma）的增生及轉移之能力，此外，因為癌細胞的器官專一性轉移能力是與動物體內性的外源凝集素有關，癌細胞透過其表面上醣分子與分布在動物體內的血管內細胞及器官上的內生性外源凝集素結合，來達成其器官專一性的轉移。

因此，可利用癌細胞表面醣分子或內生性的外源凝集素的抗體、癌細胞表面醣分子的類似物或阻斷癌細胞表面醣分子的合成，來阻止癌細胞的器官專一性轉移。

外源凝集素也可藉由其免疫系統的調節作用，來增加組織介質的分泌及穩定周邊血液中淋巴球的數目，以增強殖入癌細胞的實驗小白鼠或癌症病患的免疫系統能力，達到其抗腫瘤的作用。

2. 蟲草對呼吸系統的作用

冬蟲夏草的水萃取液（cordyceps sionensis; CS）能明顯的擴張離體天竺鼠支氣管平滑肌，直接作用鬆弛平滑肌而有平息氣喘作用，並有提

高小白鼠在常壓下耐缺氧的能力。對於氯化鋇霧化吸入所引起的肺氣腫有防治的功效，且呈雄性激素作用，提高血漿中皮質酮（corticosterone）的含量而增加皮質激素分泌，能保護氣管上皮及增強呼吸道抗損傷能力。由圖 7-5，可知將 CS 的用量分別為 0.2、1、5、25 及 70μg Protein/mL，作用時間均為 24 小時。結果顯示 CS 的用量與皮質酮的產量呈正相關的關係。1μg Protein/mL 以上的 CS，對腎上腺皮質細胞就有明顯的刺激作用。CS 可以保護氣管上皮並增加對過敏原（Allergen）的抵抗能力，如實驗上 CS 可以保護過敏原乙醯膽鹼（Aectylcholine）所引發豚鼠哮喘（因為乙醯膽鹼通常存在於肌肉的末端且容易發生游離的現象而刺激肌肉神經引起哮喘）的作用。CS 並能淨化排除氣管內的不良物類（如痰），有鎮咳作用。

3. 對心臟血管循環系統的作用

天然冬蟲夏草的 65%醇提物具有抗實驗性心律失常作用。利用經過乾燥的蟲草以十倍體積的甲醇或乙醇浸沉約 48 小時，即為醇萃取液，其功用能明顯拮抗由烏頭鹼（aceonitine）和氯化鋇引起麻醉之大白鼠心律失常，並提高天竺鼠心臟對藥物中毒的耐受性。

冬蟲夏草的醇抽提物（甲醇 or 乙醇）能增加麻醉犬之冠狀動脈血流量，降低麻醉犬腦血管和後肢血管的阻力，降低麻醉犬的血壓。

醇抽提物中的甘露醇具有使心臟及腦血管擴張的功能，有助於改善動脈硬化之症狀。

CS 及醇抽提物均有降低大白鼠血壓和舒張離體大白鼠尾動脈及胸主動脈血管的作用。

其對於血管擴張的作用機制是由於醇抽提液中所含的腺苷（adenosine）及其直接和奮毒草蕈鹼接受器（muscarinic receptor）的作用有關。

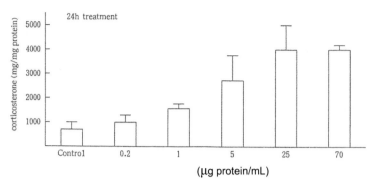

圖 7-5　冬蟲夏草水萃取液（CS）的用量和腎上腺皮質酮分泌量關係圖

表 7-13　冬蟲夏草經不同溶劑萃取的腺苷和蟲草素含量

Solvent	Adenosine(μ g/g)	Cordycepin(μ g/g)
Boiling water	11.2	0.02
Water	1.27	-
Ethanol(95%)	0.58	-
Methanol	0.98	0.016
Ethyl acetate	0.17	0.004
Acetone	0.001	-
n-Hexane	-	-

表 7-14　冬蟲夏草經不同溫度熱水萃取的腺苷和蟲草素含量

Temp of Extraction (℃)	Adenosine(μ g/g)		Cordycepin(μ g/g)	
	Carcass	Fruiting body	Carcass	Fruiting body
60	167	523	1.6	3.5
80	235	538	3.1	4.3
100	236	582	5.0	5.6

4. 對中樞神經系統作用

　　主要為冬蟲夏草中的麩胺酸（glutamic acid）、酪胺酸（tyrosine）、及色胺酸（tryptophan）三種胺基酸成分，其中麩胺酸和色胺酸分別為 γ-胺基丁酸和 5-羥色胺酸的前體，為中樞抑制神經傳遞物質及與動物失眠有關所產生的藥理療效。

可抑制小白鼠的自發性活動及延長小白鼠注射戊巴比妥鹽後的睡眠時間。

5. 對免疫系統方面作用

CS 可使小白鼠脾臟中的巨噬細胞（macrophage）增生，重複餵食或注射蟲草或 CS 均可增加小白鼠巨噬細胞的吞噬指數和吞噬百分率。

蟲草和蟲草菌均增加小白鼠血清中 IgG（Immune globulin G；免疫球蛋白 G 型）及 IgM（Immune globulin M；免疫球蛋白 M 型）的數量，並能誘導小白鼠脾臟 B 淋巴球細胞（B lymphocyte）表面現出較多的白血球素-2（Leukocytolysin；IL-2，為 killer cell 的一種）接受器，以放大 B 淋巴球細胞的反應，增強免疫能力。蟲草的醇抽提物能增強小白鼠體內、體外自然殺手細胞（natural killer cell：NK cell）的活性。

蟲草的醇抽提物和 CS（蟲草水萃取液）均可使小白鼠脾臟的 T 淋巴球細胞（T-lymphocyte）增殖，並使小白鼠體內的某些蛋白質增加。

（二）臨床實驗上生理療效作用

1. 對腎臟方面疾病的作用

Adriamycin（Anthracycline 類的一種抗生素）是臨床上最常用且最有效的抗癌類藥物之一，但卻會對使用此藥的癌症患者造成貧血、腎衰竭以及腎臟病症候群等副作用。

冬蟲夏草萃取物（液）能明顯減輕急性腎小管損傷程度，促使腎功能損傷提早恢復；促進壞死的腎小管細胞修復再生；促進腎小管上皮細

胞 DNA、RNA 的合成；降低 Aminoglycoside 類抗生素所引起的急性或慢性的腎臟損傷；以及降低尿蛋白的症狀，餵食有注射 Adriamycin 抗生素的挪威鼠食用冬蟲夏草液可降低其所產生的尿蛋白含量並加強腎功能的免疫系統及對性機能的減退具有恢能力的作用。

2. 對人類血癌細胞的影響

以血癌細胞菌株 U937 為例，冬蟲夏草的醇萃取液在處理臨床急性骨髓細胞性血癌患者的白血球在 72 小時內有明顯的毒殺現象。可看出冬蟲夏草分離物對兩位患者的白血球細胞均有明顯的細胞毒殺現象。相同的醇萃取液處理正常人類的白血球 72 小時，則沒有發現細胞被毒殺的現象，而且細胞的型態上沒有明顯的變化，可明顯發現冬蟲夏草的分離物對正常人類之白血球並沒有影響，存活的細胞和控制組的比較也無差，也就是沒有細胞毒殺作用的傷害。

3. 對人類呼吸系統的影響

能有效的擴張人體支氣管平滑肌，而達到平息氣喘作用。可以增加氣管上皮組織對過敏原的抵抗力，並能淨化排除氣管內的不良物（如痰）。

4. 對人體免疫機能的作用

蟲草中的水萃取液及醇萃取物能夠針對抗體細胞的活性化，並促進細胞免疫系統的功能增加，而提高人體的抵抗力。

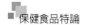
5. 對人體血液系統的作用

　　蟲草的成分中，含有多種的微量成分可以提供血清鐵的補充，以促進紅血球生成素的增加，並可改善貧血的現象。蟲草及 CS 中的成分如腺苷均能促進小白鼠的血小板增生，增加血紅素的合成，並可抑制其血小板的凝集。

第五節　茶

　　茶經記載「茶之為飲，發乎神農氏」，在春秋時代史書中就有關於茶餚之記載；晉朝亦有以茶煮食之蔬菜湯記錄，唐朝飲茶方式尤其興盛，甚有採茶做餅，宋代有四川濃粥茶湯，元代膏狀玉磨茶，明朝擂茶濃湯，清代廣東茶羹湯，足見中國自古人類對茶的重視。

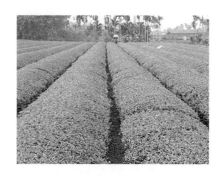

一、茶葉的製造

　　茶菁→室外萎凋→室內萎凋→炒菁→揉捻→整型→乾燥→粗茶→精選→精製茶。

二、茶葉的分類

依醱酵程度不同可分綠茶、包種茶、烏龍茶及紅茶，其香氣、滋味如下表：

茶葉依發酵程度分類

種類	發酵程度	香氣（Aroma）	滋味（taste）
綠茶（green tea）	Unfermented	草香	澀味
包種茶（pouchung tea）	＜15%	花香	↓
烏龍茶（oolong tea）	15～50%	果實香	↓
紅茶（black tea）	90～100%	焦糖香	苦味

三、茶的成分

表 7-15　茶葉之一般成分分析
Table7-15 Approximate general analysis of tea

component	fresh flush	black tea	black tea brew
protein	15	15	trace
fiber	30	30	0.0
pigments	5	5	trace
caffeine	4	54	3.2
polyphenols simple	30	5	4.5
polyphenols oxidized	0	25	15.0
amino acids	4	4	3.5
ash	5	5	4.5
carbohydrates	7	7	4.0
volatile compounds	0.01	0.01	0.01

四、茶的有效成分

主要的為 catechins 及 flavonoids，皆具有抗氧化作用，其結構式如下：

（－）-Epigallocatechin

（－）-Epigallocatechin gallate

（＋）-Catechin

（＋）-Gallocatechin

（－）-Epicatechin

（－）-Epicatechin gallate

五、茶湯之生理機能

（一）抑制脂質過氧化作用

喝茶受試組血清低密度脂蛋白在 Cu 之誘導氧化下其 Lag time 顯著較未喝茶者延長，較不易被氧化，體外試驗亦顯示兒茶素及類黃酮，均可降低低密度脂蛋白的 TBARs 值及 Lipid peroxides 之含量。

（二）抗致突變作用

陳惠英等研究發現不同季節的烏龍茶萃取物均對 2-amino-3-methylimidazo（4.5-f）quinoline（IQ）具抗致突變作用效果，以冬茶效果最好，沖泡次數亦影響抗致突變效果，以第一泡者效果較佳，雖然較高價位的茶抽取物其總兒茶素、咖啡因及多酚類含量較高，但茶葉價位對抗致突變性則無明顯影響。

（三）抗菌、抑菌、防齲齒

文獻記載茶多酚能夠沉澱菌體蛋白質而表現出相當的抗菌能力，日本市場曾有利用茶萃取物製成去除牙斑之牙粉、口香糖及漱口劑，由研究證明綠茶萃取物可以抑制齲齒細菌 *Streptococcus mutans* 之活性。

（四）降脂、降壓、降血糖

有效量之茶多酚（ECG、EGCG）、茶黃素（TF）、茶黃素單沒食子酸酯 A 或 B、茶黃素雙沒食子酸酯等均對高血糖症具有功用，可使病人減少排尿次數、減輕口渴症狀，尿糖含量亦明顯減少。同時研究指出茶多酚可抑制血管緊張素轉化酶之活性，具降血壓之功能，又可以抑制自血小板中釋放花生四烯酸酯、改善紅血球細胞之變形、降低血漿纖維蛋白質、減少體外試驗之血栓形成，可作為血小板凝集之抑制劑。

第六節　芝麻

芝麻是芝麻科芝麻屬的一年生草本植物，從熱帶到冷溫帶廣泛栽植在世界各地，芝麻耐乾旱及日照，種植後，亞熱帶地區約 90 日，溫帶地區約 100 日可收成，但因量少價格比其他種子之油高。神農本草經卷一「胡麻味甘平，主傷中虛贏，補五內，益氣力，長肌肉，填髓腦，久服輕身不老」。

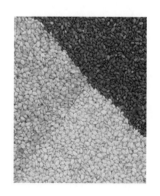

（一）芝麻之營養

芝麻富含脂質，為鈣質、鋅、銅、鐵、維生素 B_1、維生素 B_2 等良好來源（如表 7-16），組成芝麻油脂的主要脂肪酸包括屬於多元不飽和

脂肪酸的亞麻油酸及屬於單元不飽和脂肪酸的油酸（如表 7-17），兩種
脂肪酸均有抑制 LDL 膽固醇上升的作用。

　　芝麻每 100 公克約含 13.2 公克膳食纖維，在生理上除具抗便秘作用
外，亦具使腸內細菌保持良好狀態，降低血膽固醇、改善血糖等生理功
能，因而衍生可預防心血管疾病、糖尿病及大腸癌等文明病。可稱不可
多得的保健食品。

表 7-16　芝麻、大豆、精白米的主要營養素比較（每百公克可食部）

	芝麻（乾）	大豆（日本產、乾）	精白米
熱量（Kcal）	578	417	356
水分（g）	4.7	12.5	15.5
蛋白質（g）	19.8	35.5	6.8
脂質（g）	51.9	19.0	1.3
醣類（g）	15.3	23.7	75.5
纖維（g）	3.1	4.5	0.3
灰分（g）	5.2	5.0	0.6
鈣（mg）	1,200	240	6
磷（mg）	540	580	140
鐵（mg）	9.6	9.4	0.5
鈉（mg）	2	1	2
鉀（mg）	400	1,900	110
錳（mg）	350	220	33
鋅（μg）	7,100	3,100	250
銅（μg）	1,500	980	220
視網醇（mg）	0	0	0
胡蘿蔔素（μg）	17	12	0
維生素 B_1（mg）	0.95	0.83	0.12
維生素 B_2（mg）	0.25	0.30	0.03
維生素 B_6（mg）	0.60	0.53	0.3
生物素（mg）	0.51	2.2	1.4
維生素 C（mg）	0	0	0

表 7-17　芝麻油、大豆油、玉米油、牛脂的主要脂肪酸組成

脂肪酸	芝麻油	大豆油	玉米油	牛脂
軟脂酸（S）	9.0	10.3	11.2	25.6
硬脂酸（S）	5.3	3.8	2.1	17.6
油酸（M）	39.0	24.3	34.7	43.0
亞麻油酸（P）	44.8	52.7	50.5	3.3
次亞麻油酸（P）	0.6	7.9	1.5	0.3
合計				
飽和（S）	15.1	14.8	13.3	47.8
單元不飽和（M）	39.4	24.5	34.7	48.5
多元不飽和（P）	45.4	60.6	52.0	3.6

S: saturate, M: monounsaturated, P: polyunsaturate

（二）芝麻之生理機能

1. 抗氧化作用

　　餵食添加芝麻飼料之老鼠肝臟過氧化脂質之量顯著比對照組低，溶血率亦顯著低。

2. 降低血清膽固醇含量

　　在老鼠飼料中添加 0.2% 芝麻烯就可明顯降低總膽固醇（如圖 7-6），增加 HDL-膽固醇之含量。賴怡君等曾探討芝麻粕中之芝麻木酚素成分於活體內對肝臟之氧化酵素與氧化狀態之影響，同時也測試其對血清與肝臟脂質之變化。結果顯示，以飼料重 0.012% 與 0.024% 之芝麻木酚素餵食雄性倉鼠五週後可顯著降低體內血清低密度脂蛋白膽固醇、延緩誘發 LDL 氧化之遲滯時間，同時於肝臟中降低 TBARS 產生與提高 SOD 酵素活性。

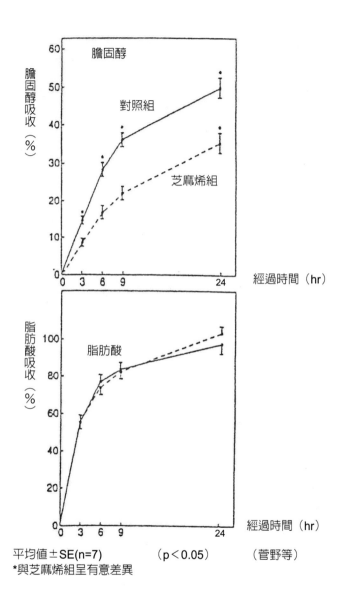

平均值±SE(n=7)　　　　　（p＜0.05）　　　（菅野等）
*與芝麻烯組呈有意差異

資料來源：並木滿夫、蘇正德等吃芝麻好處多多。

圖 7-6　芝麻烯對淋巴吸收膽固醇及脂肪酸的影響

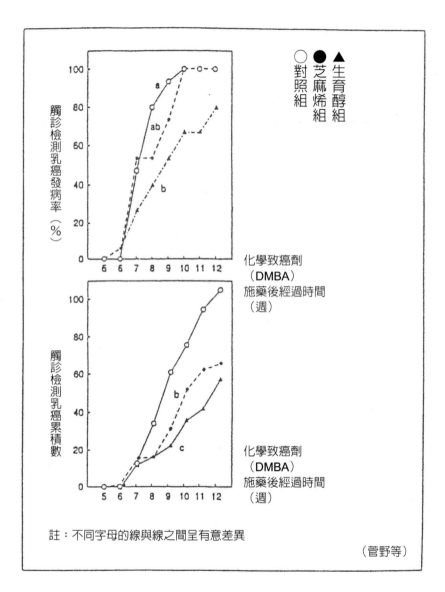

資料來源：並木滿夫、蘇正德等吃芝麻好處多多。

圖7-7 芝麻烯及α-生育醇對乳癌發病的影響

3. 抑制膽固醇吸收

芝麻烯雖不影響腸道對脂肪酸的吸收，卻明顯抑制腸道對膽固醇的吸收（如圖 7-6）。

4. 降低乳癌發病率（如圖 7-7）

在以化學致癌劑（DMBA）處理導致乳癌的動物實驗中，可以觀察到芝麻烯能抑制癌細胞的增殖（如圖 7-7）。

第七節　甲殼質

甲殼類食品泛指具有外殼之動物，如蝦、蟹等類食品屬之。在此類食品之外殼約含 20～30% 之幾丁質（Chitin），為一種動物性食物纖維。過去，這些動物之外殼本是令人厭惡的產業廢棄物；然而，日本人於 1982 年在利用生物資源、生物能量的研究計畫中，卻在這些動物外殼發現了頗富生理價值的幾丁質，因而引起世人對甲殼類食品另眼相看。

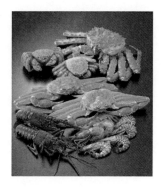

甲殼質是一種含有幾丁質和幾丁聚醣的機能性食品，1984 年日本擬定甲殼質國家研究計畫補助 60 億日幣在 13 所醫科大學進行研究，並證實了甲殼質的機能，甲殼質的主要原料為甲殼動物外殼、節肢動物外甲皮、真菌、酵母菌等微生物的細胞壁，其中幾丁質大半來自蝦蟹類水產動物加工廢棄物，幾丁聚醣大半來自微生物。

一、幾丁質及其衍生物之理化性質

　　幾丁質（Chitin）源自希臘字 chitan，其意義為鎧甲的外套。早在 1811 年被 Bradconnot 所引用，幾丁質是一種類似纖維素的直鏈狀高分子聚合物，其在自然界中之含量為僅次於纖維素聚合物，分布相當廣泛。幾丁質經去乙醯作用而得之衍生物稱為幾丁聚醣（Chitosan），早在 1859 年就被發現，直到 1894 年才被命名為幾丁聚醣。這些物質對水均不溶解，但可溶於稀鹽酸、醋酸、乳酸及蘋果酸，在高溫下會進行分解，在 100～120°C 會呈現不穩定之狀態。

二、幾丁質及其衍生物之機能

（一）強化免疫力，促進免疫球蛋白的產生

　　Maeda et. al, 1992 年之研究報告指出，甲殼質可促進 IgM 的生成，Matsumoto et.al, 亦發現以甲殼質餵食小白鼠，其脾臟與骨髓之免疫細胞數量會增加。

甲殼質的製造流程

1. 商業製造法

甲殼類（蝦蟹外殼）

粉碎

↓

弱鹼處理　→　以除去蛋白質

（3-4%氫氧化鈉，100℃下 2 小時）

↓

濃酸處理　→　以除去碳酸鈣、灰分

（濃鹽酸，室溫下 2 小時）

↓

幾丁質

↓

強鹼處理　→　脫去幾丁質的乙醯基

（30%氫氧化鈉，50℃下 15 小時）

↓

幾丁聚醣

2. 微生物合成法

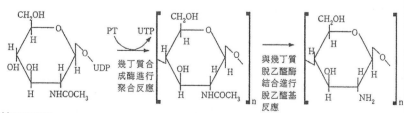

Mucor rouxn
（真菌的一種）的細胞壁構造　　　　　　　　應得幾丁質　　　　　　　獲得幾丁聚醣

（二）抗腫瘤活性

在免疫系統中，具免疫功能之物質因在誘導免疫細胞之同時，會產生抗體、殺手 T 細胞、自然殺手細胞與干擾素。因而進行活化巨噬細胞等作用，以達控制腫瘤細胞的增殖與轉移的效果。甲殼質具有活化免疫系統之作用，故對於控制腫瘤細胞之增殖具有特效性。

（三）減少體內重金屬的累積

重金屬在體內造成神經病變、器官功能失調等嚴重後遺症。甲殼質具有吸收銅、鎘、鋅等重金屬，並促其排出體外。

（四）降低膽固醇

甲殼質在體內以陽離子狀態出現，可與膽酸和膽鹽結合，因而抑制小腸對膽固醇的吸收，並增加肝中膽固醇分解成膽酸。不但減少膽固醇在肝臟的堆積，有效抑制脂肪肝的形成，也可降低低密度脂蛋白（LDL）的濃度，故對預防動脈硬化及心血管疾病有很好的效果。

（五）改善消化機能

甲殼質具促進體內有益菌叢的繁殖，抑制有害細菌孳長，因而可達健胃整腸效果。甲殼質和膳食纖維一樣具有難以消化的特性，可提供飽足感，其熱量幾乎為零，是一種既能改善消化機能又可幫助減肥的食物。

（六）其他作用

1. 傷口癒合

可刺激上皮細胞再生，有助於傷口癒合。

2. 抗菌活性

細菌之細胞外層通常為帶陰性電荷，而幾丁質類物質帶陽電，如在培養基中加入幾丁質，會使細菌表面產生電荷中和現象，影響細菌生長以達到抗菌功能。

3. 骨骼生成

幾丁聚醣對骨骼生成細胞有促進分化的作用，有助於骨骼的生成。

三、幾丁質及其衍生物之潛在問題

（一）對骨骼及礦物質之影響

研究報告指出攝取幾丁質及其衍生物，只要兩週的時間就可明顯造成礦物質吸收的障礙及降低骨骼礦物質含量，可能使骨質疏鬆症提早發生，或使已有之症狀更為惡化。

（二）生長遲緩

在雄老鼠的飼料中添加 10% 中等顆粒的幾丁聚醣時，會造成該動物生長遲緩；而以精緻顆粒的幾丁聚醣餵食時，只要添加 2% 即可造成生長遲緩。

（三）影響脂溶性維生素之吸收

幾丁聚醣除了能吸附膽固醇外，在小腸形成了幾丁聚醣膠也能結合脂溶性維生素，降低其吸收，因而可能對代謝造成不良結果。

（四）膽酸組成改變

由於腸道中幾丁聚醣之抗菌作用，會導致微生物相的改變。由老鼠試驗結果發現，在整個餵飼期間糞便中之糞便固醇（coprostanol）含量明顯減少，結腸內糞便中膽酸組成改變，可能促成脂肪乳化、消化與吸收之障礙。

四、幾丁類物質在食品加工上之應用

（一）抗菌性

由於幾丁聚醣當 pH 在 6 以下時呈正電，使幾丁聚醣水溶性較佳，有更好的抗菌活性，其抗菌機制一般認為是幾丁類物質之正電荷與微生物細胞膜表面之負電荷作用，造成蛋白類物質及其他細胞內組成成分之流失因而死亡，故具抗菌性。

（二）作為食品包材具保存性

幾丁類物質由於可形成半透膜，而預期能改變內部大氣壓與減少呼吸損失，將延遲水果之熟成。可調節水分之滲透性，延長水活性高的產品之貯存期。

（三）對果汁之澄清與去酸作用

幾丁聚醣對多元化合物酚及其衍生物等都有很好的親和力，因此為有效的澄清劑，同時由於檸檬酸等之去除，而使酸度降低，具有去酸之作用。

（四）應用於水之純化

幾丁聚醣具有嵌合離子交換的作用，為由廢水中回收金屬的有效技術。因此，可利用此性質予以純化廢水。報導指出，以幾丁聚醣去除污染水源中之多氯聯苯的效果比活性碳還好。

（五）對肌肉食品之抗氧化特性

幾丁類物質因可鉗合在肉類熱加工時，由血蛋白（Hemoproteins）釋放之游離鐵，並抑制鐵離子的催化活性，因此能有效控制烹煮過的肉類之氧化，避免加熱復味（WOF: Warmed-Over-Flavour）之產生。

（六）增加食品效益

　　幾丁類物質為一種膳食纖維，1983 年美國 FDA 通過幾丁聚醣作為食品添加物。當其添加於食品中時，由於幾丁類物質之機能性，因而可賦予增加食品機能之效益。

第八節　山藥

一、山藥品種

　　山藥為薯蕷科（diosoreaceae）薯蕷屬（dioscorea）之蔓性植物，俗稱懷山或山芋，英文名稱為 Yam，為一種多年生宿根蔓性草本植物。山藥之分布地區廣闊，而且是許多國家的重要糧食來源，例如非洲的奈及利亞（Nigeria）、迦納

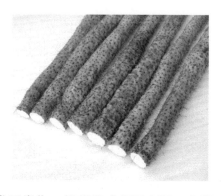

（Ghana）等；但在台灣和日本通常只當作一般蔬菜或藥用來源。山藥原產我國、日本及亞洲熱帶地區，16 世紀後傳到美國、歐洲及非洲。薯蕷屬植物在全世界超過 600 種，分布於本省的有 19 種；全世界山藥的主要產地大多分布在熱帶地區，其中以中南美洲為最多，再次為亞熱帶地區及非洲，依據 FAO（1995）統計資料可知：山藥全球產量約為 2600 萬公噸，為國際性主要糧食作物之一。本省目前栽培面積約為 300 公頃，主要分布於基隆市、台北縣雙溪鄉、台北市士林區與北投區、南投縣

名間與竹山鎮、花蓮縣壽豐鄉及嘉義縣等地區；一般在每年九月以後進入產期，主要產期約為四個月，依塊莖形狀不同山藥主要可分為以下兩類：

（一）塊狀山藥

地下塊莖呈圓形、紡垂形、掌狀及罐狀，莖蔓粗壯，葉片大形，產量高，嗜口性較差，價格低廉，此類山藥如台農一號（Dioscorea alata L. cv. Tainung No.1）、巴西山藥（D. alata L.）及竹山紅薯（D. alata L. var. Purpurea）等。

（二）長形山藥

長形山藥之地下莖呈棍棒狀，通常莖蔓較纖細，葉型較小，葉片有長披針形、心臟形、戟形，嗜口性佳。品質優異，但產量稍低，售價較高，此類山藥如基隆山藥（D. psudojaponica）、台北懷山藥（D. batatas）、恆春山藥（D. doryophora）及陽明山山藥（D. alata L.）等，為目前農政單位推廣之品種。

山藥由於分布極廣，遍及熱帶、亞熱帶及其他地區，物種十分繁雜，其栽培生產方式亦因地區或品種而異。山藥被栽培與利用之歷史極早，如「山海經」、「本草衍義」、「圖經本草」、「新修本草」、「本草綱目」及「齊民要術」等本草籍均曾記載；最早之本草專著「神農本草經」且列山藥為上品藥材。全球山藥之年產量在 1998 年約為 30×106 公噸，為熱帶地區生產量僅次於樹薯及甘薯，而營養價值則有超過之重要根莖作

物。由於世界人口仍持續增長,人口成長愈快,糧食益形不足,對於根莖作物,尤其是具有高產量及高營養價值之山藥之需求量似將愈大,因為在單位時間及單位面積內,根莖作物及甘蔗同為熱量生產最有效率之作物種類。若能及早選育多種山藥優良新品種,建立兼顧質與量及方便採收之栽培技術,同時開發多元化粉狀、固狀或液狀新加工產品,應極符合目前正發展之農產品少量多樣化之農業政策,有助提高農民所得。

山藥由於栽培歷史悠久,許多種原係由原產地之物種演變而來,故種類很多,品系繁雜,形態變異頗大,生產力之差異亦大。在全球約 600 種山藥物種中,最具生產力的為 D. alata L.、D. esculenta(Lour)Burk、D. rotundata(L.)Poir.、D. cayenensis Lam.及 D. bulbifera L.等。此外,世界上仍有不少甚為重要之山藥種原,如 D. dumetorum Pax.、D. japonica Thunb.、D. opposita Thunb.、D. pentaphylla L.及 D.trifida L.等。台灣較常見之山藥品種,多源自下列五物種:(1)大薯又稱田薯(D. alata),大薯原為所有山藥中分布最廣者,廣泛栽培於非洲、東南亞、中南美洲及部分歐洲;(2)長薯又稱家山藥(D. batatas),原產大陸,較為耐寒,可供藥用;(3)山薯又稱日本山藥(D. japonica),原產日本,現栽培於大陸、日本及東南亞一帶;(4)條薯又稱紫田薯(D. alata L. var.purpurea),現栽培於台灣中部;(5)恆春山藥又稱戟葉田薯(D. doryophora),原產於台灣恆春半島一帶。

二、山藥的成分

山藥為澱粉與蛋白質之重要供給源,在傳統醫藥方面之應用範圍廣泛,保健價值極高;在化學成分方面,其新鮮塊莖約含 16%澱粉、3%

蛋白質，此外另含黏液質、膽鹼、醣蛋白、多種抗氧化酵素、澱粉酵素、維生素 C、薯蕷皂苷、薯蕷多醣、多種胺基酸與礦物質、鹽酸多巴胺等，性味甘平，歸脾、肺、腎三經。山藥塊莖特具黏質多醣類（viscous polysaccharides），此成分主要含碳水化合物（carbohydrates）、還原醣如甘露醣（mannose）、阿拉伯膠醣（arabinose）、葡萄醣（glucose）、半乳醣（galactose）及少量之木醣（xylose）與鼠李糖（rhamnose），以及蛋白質等。黏質多醣類含量之多少，以及其內含物分子間相互作用之強弱，均可影響塊莖肉質黏度之大小。

山藥一般成分隨品種不同及種植地區不同而有所差異（Pall and Chen, 1988），一般而言水分含量在 65-73%，澱粉約佔乾重 65-80%，粗蛋白約 6-8%，粗纖維約 1.2-1.8%，粗灰分約 2.8-3.8%（Wanasundera and Ravindran, 1994）；此外山藥中含有維生素 B_1、B_2、C、K、A、葡萄糖及鈣、磷、鐵、碘等礦物質。

三、山藥的生理機能

山藥在歷代本草中都被視為補虛佳品，《神農本草經》等本草典籍謂其性平、涼潤、味甘而無毒，能健脾胃、補肺腎及收澀固精，主治泄瀉、久痢、消渴、虛勞、咳嗽、遺精、帶下及小便頻仍等，另具祛痰功效；民間用為滋養強壯藥，古代名方如六味丸、八味丸、參苓白朮散、無比山藥丸、大山蕷丸以及坊間之四神湯中即含有山藥，其主要機能如下：

（一）降血糖作用

Iwu 等（1990）以山藥熱水抽出物及氯仿抽出物分別注射實驗用大白兔，觀察其注射後血糖變化，發現山藥熱水抽出物對於大白兔血糖之變化有顯著降低效果，若將其注射於糖尿病大白鼠，在 48 小時內，亦顯著的降低了其血糖值，亦證實了山藥中具有降血糖之成分為一種植物鹼 Dioscoretine（Iwu, 1991）。江等（2003）以 wistar 雄性大白鼠為實驗動物，將其皮下注射 STZ（streptozotocin）誘導糖尿病後，再分別給予試驗飼料，結果顯示攝食山藥組的老鼠，其飲水量、排尿量及攝食量均明顯比對照組低，其血糖亦明顯低於對照組。

（二）降血脂作用

江等（2003）以 wistar 雄性大白鼠為實驗動物，發現餵食山藥組其血漿 TBARs、總膽固醇、極低密度脂蛋白膽固醇及低密度脂蛋白膽固醇的含量均較對照組低，並明顯增加了高密度脂蛋白膽固醇的含量。

（三）保護 DNA 不受 H_2O_2-Cu（II）造成之傷害

王等將山藥以酒精或水分別萃取，並將其抽出物分別探討其對抑制 Cu（II）及 Fe（II），在人類淋巴球細胞所造成核 DNA 的斷裂的現象加以評估。結果發現山藥萃取物能專一有效的抑制 H_2O_2-Cu（II）所造成 DNA 的傷害。

（四）女性荷爾蒙調節之影響

吳等招募師大附近居民，作人體實驗，廣徵飲食規律，半年內無服用女性荷爾蒙及抗生素的停經婦女作實驗，每天供給二次山藥餐點取代一天中 2/3 的主食共 30 天，試驗前後分別抽血，收集尿液並作檢查，結果發現食用山藥可降低血漿膽固醇，促進抗氧化能力與增加血漿雌激素及 SHBG 濃度，流病研究顯示血漿 SHBG 與乳癌發生率成負相關，即 SHBG 愈高，乳癌發生率愈低。

（五）其他

提高免疫功能，促進消化，增加前列腺、精囊腺等之重量等。

山藥為台灣重要的經濟性作物之一，也是一種重要之保健藥用作物，自古以來即被國人利用作為極佳之補虛保健食品及生藥材料。山藥富含蛋白質、胺基酸、礦物質、酵素、可增強免疫之黏質多醣體、激素原料之薯蕷皂苷與可抗氧化之黃酮類等重要生理活性成分。但山藥不易保鮮並作長時間之貯存，因此每年 11 至 12 月主要產期時，除供鮮食市場外，新鮮山藥若無法於採收後進行加工利用，將導致產品抗氧化等機能活性降低與銷售價格滑落。然而，山藥鮮薯調理上十分麻煩且非產季亦不易購得，為提高山藥食用方便性，農業試驗所乃應用擠壓加工技術，著手研發山藥擠壓機能性產品。

山藥擠壓機能性產品屬膨發即食性食品，其加工法是將採收後之山藥先調製成山藥粉，再依品質特性需求，以特定之澱粉添加比率及含水率，配合食品擠壓機適用操作設定，使添加山藥成分的澱粉類混合原料，於擠壓機高溫高壓之加工環境下經過混合、剪切、輸送、蒸煮與擠

壓等作用，而進行殺菌與快速熟化，最後再通過經精心設計之產品外觀
成型模孔，使與外界常溫常壓大氣瞬間接觸而產生膨發成型。若再配合
所開發如咖哩、椰奶與蔥香口感之調味配方，即可生產出各種不同風味
之山藥擠壓機能性產品，不但可以增加山藥作物之多元化利用，亦可提
供消費者一項具抗氧化功能之非油炸性高纖低脂保健食品，更方便消費
者攝取具保健機能性功效之山藥營養成分，除提供農產加工業與食品業
者一種高效省能源加工技術外，未來亦可應用於其他農產品「甘薯」、「薏
仁」、「香米」等之加工利用。

第九節　刺五加

刺五加是中國最早使用的藥
用植物之一，神農本草經記載刺
五加有補中益精、堅筋骨、強志
意及久服輕身耐勞，即刺五加可
以補益人體的精氣，可以調養脾
胃、強筋健骨，還可以增強人的

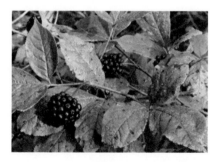

精神、意志、記憶力等，長期服用刺五加，可以身體輕健、抗禦疲勞，
並將之列為上品藥。

刺五加屬於灌木，高約一公尺左右，細枝上有細細的刺毛，葉子呈
橢圓形或矩圓形，葉長約 6～12 公分，東北的吉林省、黑龍江、遼寧等
以及山西、河北等省，都是刺五加的主要產地。

五加科植物不僅是醫生藥用的藥物，即使在民間亦有很多人喜用五
加科植物來防病、治病。

　　五加科植物全身都是寶，根皮是人們熟知的五加皮；葉子可以用於治療燒傷、燙傷，還可以曬乾之後泡茶喝；五加科植物的花果，亦有許多妙用，常用於摻和到茶葉之中，既增添了茶葉的花香味，又使飲用者享受到保健之效。

一、刺五加主要化學成分

　　刺五加的主要成分有，刺五加多醣約有七種，刺五加皂苷及微量成分如胡蘿蔔素、維生素 B_1、維生素 B_2、維生素 C、鐵、錳、鋅、鉀、鈣、鈷等，其含量如表 7-18。

表 7-18　刺五加的維生素及礦物質含量

	葉	根	莖
胡蘿蔔素	87.9μg	8.4 lu*	
維生素 B_1（mg）	0.60	0.10*	
維生素 B_2（mg）	0.85	0.14*	
維生素 C（mg）	3.70	0.50*	
鈷（ppm）	0.54	0.56	1.55
鎳（ppm）	0.75	0.68	1.60
錳（ppm）	17.00	34.45	68.26
銅（ppm）	2.40	3.01	6.49
鋅（ppm）	8.69	11.30	39.13
鎂（ppm）	91.66	108.33	286.29
鐵（ppm）	110.00	243.00	261.00
鉛（ppm）	0.11	0.06	0.14
鈉（ppm）	112.21	113.63	365.38
鉀（%）	0.469%	0.619%	0.246%
鈣（%）	0.807%	0.566%	1.557%

*根莖混在一起

二、刺五加的藥理作用

（一）防癌抗癌

　　刺五加具有對人體正氣扶持的作用，正氣為中醫說法相當於目前大家談的抵抗力及免疫力，人體每天都會產生少量癌細胞，只不過因為人體本身具有免疫功能，所以可以將這些少量的癌細胞殺死，刺五加之所以可以防癌抗癌，關鍵在於它能提高人體的免疫力，此項作用在於刺五加所含之五加多醣及五加皂苷，它們可以刺激機體產生巨噬細胞和殺手細胞，用以吞噬並殺死癌細胞或抑制癌細胞 DNA 之合成如表 7-19、7-20。

表 7-19　刺五加對小鼠巨噬細胞吞噬功能的影響

組別	動物	巨噬細胞吞噬百分率
不服刺五加組	10 隻	18.58
服食刺五加組	10 隻	36.63

表 7-20　刺五加皂苷對肝癌細胞的影響（10^5/mL）

培養天數	肝癌細胞 A		肝癌細胞 B	
	不加刺五加皂苷	加刺五加皂苷	不加刺五加皂苷	加刺五加皂苷
第 1 天	1.3	0.4	1.0	0.5
第 2 天	3.5	0.9	2.7	0.7
第 3 天	6.5	1.7	5.8	1.5
第 4 天	8.3	4.4	6.6	4.1
第 5 天	6.2	5.3	7.0	4.8
第 6 天	5.6	4.9	6.9	4.7

註：表中數字代表肝癌細胞的數目

（二）預防心血管疾病

　　刺五加所含之刺五加皂苷，對血管壁有保護作用，即刺五加的有效成分會制止香煙、酒精及部分化學藥品等有害物質對血管壁的損傷，從而使脂質不容易聚集在血管壁上，產生防治動脈硬化的效果。

（三）舒緩心絞痛

　　刺五加所含之皂苷，具有擴張冠狀動脈的作用，可使痙攣的血管擴張，緩解心絞痛，由表 7-21 知刺五加對舒緩心絞痛可達 66～94%之效果，經服用一段時間後可有效的減少胸悶、胸痛、頭昏、乏力及失眠等現象，其效率在 81.1～96.0%。

表 7-21　刺五加對心絞痛症狀療效率（%）

	顯著效果		有效		無效	
	例數	%	例數	%	例數	%
穩定型心絞痛	26	56.5	18	39.1	2	4.3
不穩定型心絞痛	21	52.5	15	37.5	4	9.8
心肌梗塞後心絞痛	8	44	4	22	6	33

表 7-22　刺五加治療心絞痛前後症狀的變化

症狀	治療前例數	治療後例數	有效率（%）
胸悶	54	8	85.2
胸痛	50	2	96.0
頭昏	48	2	95.8
乏力	51	4	92.1
失眠	53	10	81.1

第十節　薏仁

一、薏仁特性

　　薏仁為我國推廣之一項重要保健食品，自古以來就是藥食兼用之穀類，屬禾本科，學名 Coix lacryma-jobi L. var. ma-yuan stapf，英文名為 adlay job's tears，一年生草本植物，為淺根性作物，一般株高 100～180 公分，少數可達 200 公分以 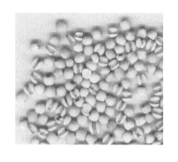 上，有栽培種及野生種，其最大差異在其種子形狀及性質，前者胚乳較具糯性，後者較具梗性。生長期間既耐乾旱又耐浸水，適合水田種植，收割經脫殼再利用風篩處理，可區分為薏苡殼、種皮、糙薏仁等，其中糙薏仁為主要食用部分，自古以來被認為具有輕身、健脾、補肺、益胃、利尿、清熱、利濕、消炎、鎮痛、去風濕、驅蟲、強筋骨、抗痙攣、止消渴、治腳氣、美容、抗腫瘤。從營養觀點來看，糙薏仁含粗蛋白質 21.3%、粗脂肪 8.3%、粗纖維 10.6%、粗灰分 2.1%、無氮萃取物 68.3%，為蛋白質、脂質含量高之穀類，同時含有其他特殊成分，賦予薏仁之特殊功能。由於薏仁本身或其加工產品保存不易，大致上在存放三個月後即明顯改變其風味品質，林于鈴（92）曾將薏仁油脂去除後，評估儲存期間風味改善之現象，將薏仁全穀粒、薏仁粉及脫脂薏仁貯存於 60°C 的條件下，於第 0、2、4、6 週取樣，以氣相層析儀與質譜儀對薏仁之油耗味物質進行分析，並以氣相層析嗅聞法（gas chromatographic olfactometry, GC-olfactometry）針對揮發性物質單體做味道強度之辨識與描述。再以 TBA 值分析薏仁氧化的程度，並由 30 位品評員進行喜好

性與敘述性品評試驗，結果發現 hexanal 和 pentanal 為薏仁油耗味之主要成分。薏仁穀粒與薏仁粉之 hexanal 和 pentanal 濃度隨著貯藏時間加長而增加，而脫脂薏仁則無差異。脫脂薏仁之喜好性分數隨著貯存時間增長而上升，但薏仁穀粒與薏仁粉則相反。4 週後，由於薏仁穀粒與薏仁粉產生油耗味，其喜好性分數顯著低於脫脂薏仁。GC-olfactometry 方面，所有品評員均對 hexanal 之味道感受到強烈的感覺，並能清楚的描述出 hexanal 具有油耗味、酸味及草味。薏仁貯存期間，薏仁粉組之 hexanal 和 pentanal 的濃度與 TBA 值呈正相關；Hexanal 濃度與喜好性分數呈負相關；而 pentanal 濃度與喜好性分數無相關。

二、薏仁之功能及其機能性成分

（一）降血脂

　　林于鈴（91）曾探討薏仁調節血脂的功能因子是在「薏仁脂」的部分，或是在「非薏仁脂」的部分。以正己烷將薏仁油與非薏仁油之二部分分離。以雄性倉鼠 50 隻隨機分為 5 組，分別為控制組、台中 1 號薏仁穀粒、脫脂薏仁、薏仁油及台中 4 號薏仁穀粒組，而薏仁佔高油高膽固醇飼料（11.8% fat，0.2% cholesterol）40%的比例，飼養 8 週後，犧牲取得血液與肝臟進行血脂相關之生化分析。結果顯示，台中 1 號薏仁穀粒、脫脂薏仁、薏仁油及台中 4 號薏仁穀粒皆可顯著降低血清三酸甘油酯（TG）、總膽固醇（TC）及低密度脂蛋白膽固醇（LDL-C），但以台中 1 號薏仁穀粒、脫脂薏仁及台中 4 號薏仁穀粒降血脂的效果較薏仁油高，且可降低肝臟中 TG 及 TC 的濃度；而各組均對血清高密度脂蛋白膽固醇（HDL-C）濃度沒有影響。抗氧化方面，台中 1 號薏仁穀粒、

脫脂薏仁、薏仁油及台中 4 號薏仁穀粒皆可提昇血清總抗氧化狀態，延長 2,2-Azobis（2-amidinopropane）dihydrochloride（AAPH）誘導紅血球溶血時間，並增加 LDL 之氧化遲滯期。肝臟酵素方面，台中 1 號薏仁穀粒、脫脂薏仁及台中 4 號薏仁穀粒可降低 malic enzyme 的活性，提昇 glucose-6-phosphate dehydrogenase（G-6-PDH）的活性。

王乃弘（92）曾就山藥、薏仁對停經婦女性激素、血脂與抗氧化性的影響進行研究，選用傳說有雌激素功能的山藥（台南學甲）、薏仁（彰化二林的台中 1 號薏仁雪花片），探討兩者併用對停經婦女性激素代謝、血脂與抗氧化性之影響。招募師大附近 29 位健康、飲食規律、半年內無使用女性荷爾蒙的停經婦女，受試者隨機分組各 15 及 14 人，進行交叉、單盲實驗，以米粉當安慰劑。實驗開始 15 人組每天食用山藥粉 50 克＋薏仁粉 50 克持續 5 週後，休息 3 週為清除期，改食用 50 克米粉 5 週，另 14 人組次序相反。實驗期間指導受試者減少主食類攝取量，且持續規律的正常生活與飲食。在每期食用前後收集血液與尿液樣本，比較血糖、血脂（血漿及各種脂蛋白中的三酸甘油酯、膽固醇含量）、抗氧化（LDL 氧化遲滯期和 TBARS 產生量）與性激素（血清 Estrone、Estradiol、SHBG、DHEAS、FSH）的變化。有 23 人持續參加至實驗結束。研究結果發現無論是攝取山藥＋薏仁複方或只有攝取米粉者，體脂肪均顯著高於攝取前，山藥＋薏仁期的增高量顯著高於米粉期。攝取山藥＋薏仁後血糖顯著低於攝取前，其改變量與米粉期的改變量有顯著差異（p=0.014），血漿總膽固醇有降低的趨勢（p=0.073），而 HDL-C 雖有顯著下降（p=0.042），但 LDL-C/HDL-C 比值沒有顯著改變，故認為山藥＋薏仁複方對血脂並沒有造成不良影響。抗氧化性方面，山藥＋薏仁複方顯著降低 LDL 氧化的 TBARS 產生量。而在性激素方面，兩期攝取前後均無顯著改變，但攝取山藥＋薏仁後 FSH 上升量與米粉期的改變

量有顯著差異（p=0.039），原因與意義不明。綜合以上結果可知，停經婦女攝取山藥＋薏仁複方可能有助於下降血糖與 LDL 氧化產物。

　　吳宜娟（90）曾探討高油與高膽固醇飲食下，薏仁加工產品對大白鼠脂質代謝的影響。實驗動物為雄性 SD 大白鼠 32 隻，隨機將其分為四組，55 天實驗期間採用自由攝食、飲水的方式（ad libitum）。實驗模式為高油高膽固醇以引發高血脂，實驗飼料分別為控制組（control）、產品 I 組、產品 II 組及糙薏仁組（DA）。結果顯示，食用糙薏仁及兩種加工產品之大白鼠在 14 天及 28 天均可降低血清膽固醇含量，其中又以產品 I 組最低。在脂蛋白的表現上發現糙薏仁及兩種產品均可降低血清低密度脂蛋白（LDL）和極低密度脂蛋白（VLDL）膽固醇含量，並且提昇高密度脂蛋白（HDL）膽固醇含量，且仍以產品 I 組效果最為顯著。55 天後觀察則發現三組實驗組皆能降低血清總膽固醇含量（p<0.05），但是以產品 II 組較為顯著，在脂蛋白的表現上實驗組皆比控制組有較低的極低密度脂蛋白膽固醇（VLDL-C），但三組實驗組之間則無差異。比較血清三酸甘油酯的表現上，則實驗組和控制組之間無顯著的差異，55 天後大白鼠攝食飼料則發現實驗組皆有較高的極低密度脂蛋白三酸甘油酯（VLDL–TG）。就肝臟脂質而言（VLDL–TG）實驗組皆有較低的膽固醇含量，其中以產品 II 組之膽固醇濃度最低，而和控制組有顯著差異。進一步探討糞便脂質則發現，各實驗組之糞便膽固醇含量都較控制組低，且有較高的三酸甘油酯含量。在肝臟中之脂肪酸組成，實驗組皆能提高 PUFA 含量並降低 MUFA 含量，並可提昇亞麻油酸（18:2）和次亞麻油酸（18:3）含量，但降低了油酸（18:1）含量。在脂肪組織中亦可以提昇 PUFA 含量，而以總脂質和三酸甘油酯部分較明顯，另外也可提昇亞麻油酸（18:2）。由氧化觀點來看，在血漿 TBARS，產品 II 組有較低值，但是在肝臟中則明顯看到產品 I 組有較高的 TBARS，而 DA 組有偏低的 TBARS，且都和控制組有顯著的差異，但是在麩胱胺酸過

氧化（GSH Px）的表現上則無差異，而在麩胱胺酸（GSH）含量上的
表現，則 DA 組有顯著較高的含量。在血糖濃度表現上控制組和實驗組
並無顯著差異，但進行耐糖試驗時，產品 I 組則有較高的血糖面積。經
由實驗證明，兩種加工產品皆可降低血膽固醇及 VLDL-C，糙薏仁組則
在降低 VLDL-C 的效果較為顯著。而兩種加工產品均可加速降血脂功
效，並在 14 天中即可看到成效。再經由脂肪酸組成的分析，則發現其
降血脂功效可能不只前人所謂的水溶性膳食纖維，亦有可能因脂肪酸含
量的改變而影響體內脂質的分泌，進而達到降血脂功效。而在抗氧化方
面亦可以看到糙薏仁在肝臟中有顯著的抗氧化效果。

　　糙薏仁具有許多的生理機能，包括降血脂和調節血糖功能。唯其不
同產地及品系之差異並不清楚，因此吳宜娟（90）在高油與高膽固醇的
飲食下，以六種最普遍的市售糙薏仁材料（台中一號、台中選育四號、
泰國、寮國、越南與大陸），餵養倉鼠。實驗一的實驗飼料是各種糙薏
仁取代量為 20%、豬油添加 12% 與膽固醇添加 0.3%。實驗動物 56 隻倉
鼠隨機分成七組，分別為控制組與六個糙薏仁組。實驗一結果顯示，各
種糙薏仁組在血漿脂質與肝中的脂質與控制組無顯著差異；各種糙薏仁
組在禁食的血糖皆有顯著下降，且大陸、寮國與台中選育四號的糙薏仁
組的血漿胰島素含量顯著地降低。實驗二的實驗飼料是各糙薏仁取代量
為 40%（台中選育四號另增一組 20%）、corn oil 5%、coconut oil 5% 與
膽固醇 0.15%。實驗動物 64 隻倉鼠隨機分成八組，分別為控制組與七
個糙薏仁組。實驗（二）結果顯示：在實驗期二週時，血漿中的總膽固
醇（TC）在台中一號、台中選育四號（20%，40%）有顯著降低。到實
驗第六週時，寮國樣品在血漿中的 TC 有顯著下降；越南、台中選育四
號（40%）與寮國在動脈硬化指數與 VLDL-C 有顯著的下降；台中一號、
台中選育四號、寮國與越南的樣品在 HDL-CE / HDL-C 皆有顯著上升。
各種的糙薏仁在肝中的 TL、TC、CE 和 CE/TC 皆有顯著下降。

（二）防癌作用

　　施純光（93）曾探討薏仁對大腸癌之影響，進行四部實驗。實驗一探討糙薏仁對大腸癌前期病變 Aberrant crypt foci（ACF）的影響，雄性 F344 鼠餵食含不同劑量糙薏仁之飼料，以腹腔注射方式給予大腸癌致癌物 Azoxymethane（AOM），於 5 週實驗期滿後取出大腸並檢查 ACF。實驗結果顯示：無論飼料中糙薏仁含量為 10%、20%或 40%，均可顯著降低 ACF 數及 Aberrant crypt 總數。代表 ACF 生長特質之腺窩多發性雖未顯著降低，但糙薏仁使各種 ACF 的抑制效果較顯著。實驗二探討糙薏仁對大腸腫瘤及 Cyclooxygenase-2（COX-2）的影響，雄性 F344 鼠餵食含不同劑量糙薏仁之飼料並注射 AOM，於 52 週實驗期滿後取出大腸，檢查腫瘤並分析 COX-2 表現。實驗結果顯示：腫瘤多發性及腫瘤體積在各組間無顯著差異，而餵食 20%糙薏仁使近端結腸腫瘤發生率有較低的趨勢。對腫瘤 COX-2 表現的抑制效果以 20%糙薏仁較佳。實驗三探討糙薏仁成分對 ACF 及 COX-2 的影響，實驗結果顯示 1.6%薏苡麩皮抑制 ACF 的效果最佳。ACF 主要出現在中段及遠端結腸，薏苡麩皮及精白薏仁對近端及遠端結腸 ACF 的抑制效果較顯著。糙薏仁成分可抑制結腸黏膜 COX-2 表現，其中薏苡麩皮的抑制效果較佳。實驗四探討糙薏仁成分對大腸癌前期病變發展的影響，實驗結果顯示糙薏仁、薏苡麩皮、薏苡麩皮乙醇萃取物均可抑制分泌混合型黏液素的 ACF（MIX-ACF）。由以上研究結果推測：糙薏仁主要藉由麩皮於大腸癌形成過程之早期發揮抑制作用，其作用機制與改變大腸黏液素組成及抑制 COX-2 表現有關。

（三）降血糖

糖尿病是一種慢性代謝疾病，它會造成終身的病態。糖尿病病患易增加罹患大血管及小血管的併發症風險。此外糖尿病也是導致成人失明、腎病變及非意外截肢之原因之一。而傳統食材薏仁被認為具有調節血糖及血脂的功效。黃博偉（92）曾就糙薏仁對於調節血糖的影響和找出糙薏仁中的有效成分作探討，利用不同溶劑將薏仁分成薏仁澱粉、薏仁油、薏仁蛋白、水溶性膳食纖維、AS（80%酒精可溶區分）及 SPE（薏仁蛋白萃取上層）等不同部分。利用 STZ+Nicotinamide 引發之第二型糖尿病動物模式評估此等部分對調節血糖的影響。結果顯示，葡萄糖灌食 2 小時後，薏仁澱粉、薏仁油、薏仁蛋白和薏仁水溶性膳食纖維組比控制組血糖濃度低。而且，餵食含薏仁油及 AS 之大白鼠，於耐糖試驗中血糖濃度明顯較控制組低。此外除了薏仁澱粉外所有的處理組皆可明顯降低 AI 值（粥狀動脈硬化指數）。同時評估薏仁油對於正常大白鼠血脂、胰島素和脂質過氧化的影響。結果顯示攝食薏仁油組可降低大白鼠之脂肪組織、胰島素、leptin 和 LDL-C。最後，本實驗評估薏仁油對於 STZ 所誘導之糖尿病大白鼠脂質代謝的影響。當大白鼠餵食 10%薏仁油時，可明顯降低血漿膽固醇和 VLDL-三酸甘油酯，並增加血漿中HDL-膽固醇和 HDL-三酸甘油酯。此外，薏仁油 10%組明顯增加血漿β-羥基丁酸和游離脂肪酸，而餵食薏仁油飲食明顯增加糞便中膽固醇的排除。此研究結果顯示薏仁油具調節血脂和增加糞便膽固醇的排除。因而糙薏仁能夠調節血糖和血脂質的有效區分可能存在於薏仁油及 AS 層中。

（四）調節免疫功能

　　從流行病學調查得知，過敏疾病罹病率逐年增加，而發病年齡則是逐年下降。在傳統醫學中，薏仁被認為具有消炎及調節免疫的功能，徐欣億（92）探討糙薏仁、糙薏仁萃取物對特異性免疫及呼吸發炎免疫反應的影響。結果發現，20%糙薏仁可以增加 IL-2、IL-6，抑制 IL-5 等之分泌。在呼吸道發炎模式下，糙薏仁及甲醇、乙醇萃取物都能抑制 IGE的生成，在脾臟細胞培養中，發現甲醇萃取物可以明顯減緩呼吸道收縮的情況，在肺部沖洗液中，TNF-α 及 IL-1β 都可被抑制，IL-13 亦可抑制，整體而言，糙薏仁在調節過敏免疫功能上似乎是藉由減緩發炎反應來達到目標。

（五）調節腸道功能

　　糙薏仁含有 10.6%的總膳食纖維，推測應具有某些生理作用。因此程金燕（86）以動物實驗及微生物實驗兩方面著手以了解薏仁在腸道的生理機能。動物實驗部分以 Sprague-Dawley 大鼠為對象，分別餵食四組不同飼料：控制組（0%糙薏仁）以及含 5%、20%、40% 糙薏仁之試驗組，共餵食 30 天。實驗結果顯示，糙薏仁各組皆未造成盲腸 pH 值下降。盲腸短鏈脂肪酸的產生量以 20%和 40%糙薏仁組的總量較控制組及 5%糙薏仁取代組高，且這兩組在醋酸、丙酸、丁酸的個別產生量除 20%糙薏仁組的丁酸外，其餘都有增加。糞便中短鏈脂肪酸以 20%糙薏仁組最高，40%糙薏仁組次之，且這兩組都高於控制組。另外糞便丁酸

含量在三個糙薏仁取代組中都有增加的現象。糞便菌叢方面，20%和40%糙薏仁組之腸科細菌較少；而三組取代組的乳酸菌群皆有顯著增加，顯示糙薏仁具有調節腸內菌叢，促進有益菌生長的功用。血清 IgA 濃度方面，試驗組和控制組間均無差異（p > 0.05），但 20%和 40%糙薏仁組均高於 5%糙薏仁組（p < 0.05）。整體而言，20%及 40%糙薏仁組對於腸道生理的調節有較好效果。微生物部分，糙薏仁可溶性膳食纖維無法抑制 E. coli 和 C. perfringens 的生長，但可促進三株乳酸菌的生長。

第十一節　巴西磨菇

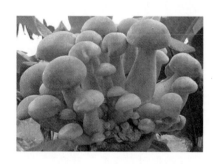 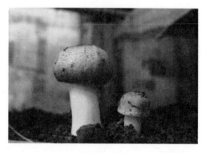

巴西蘑菇（又名姬松耳、柏氏蘑菇、小松菇）（學名：*Agaricus blazei Murill*）為大型腐生真菌，具有一股杏仁香味，其子實體金黃色菌傘，柄身粗大白色、口感香甜、不苦不酸。其生長環境特殊，日間溫度 30～35 度、夜間 20～25 度、濕度 80%之高溫多濕環境。原產於巴西、秘魯，美國加州南部和佛羅里達州海邊草地上也有分布。1965 年美國的研究報告發現巴西東南部聖保羅的 Piedade 山區居民因長期食用此種菇類而有較低的成人疾病罹患率，而且幾乎沒有人患癌症，且多享長壽，因

而普受重視並進行人工栽培試驗。日本人於 1965 年開始利用生化科技研發整年都可以進行溫室栽培之方法，十年有成。蘑菇孢子在培養基或泥土裏萌芽之後，會長出一些細絲，呈網絡狀的一團，叫做菌絲體，也就是我們一般叫根的部分。菌絲體繼續生長，冒出培養基或泥土，長成傘狀的蘑菇，就是子實體。不同品種的蘑菇的子實體形狀不同。除了傘狀，也有球狀、扇狀等很多不同的形狀。蘑菇繁殖用的孢子就藏在傘形的底部，一個蘑菇可以產生數以億計的孢子。

一、巴西蘑菇之成分

（一）一般成分

新鮮巴西蘑菇，通常含有 85～87%的水分。而去除水分，乾物的組成成分如下所示：

乾燥的巴西蘑菇成分分析

一般成分	含量	礦物質	含量	維生素	含量
蛋白質	39.64%	鉀	3.36%	維生素 B_1	0.52mg%
脂肪	3.68%	磷	1.01%	維生素 B_2	3.07mg%
纖維	7.35%	鈉	46.1mg%	菸鹼酸	44.2mg%
灰分	7.89%	鈣	45.0mg%	麥角固醇	383mg%
醣類	41.40%	鐵	19.7mg%		
食物纖維	28.14%				

（二）機能性成分

1. β-葡聚醣含量

　　β-葡聚醣是一類多醣體的總稱，從它不同的分子結構，又可以分為 β-1,3-葡聚醣、β-1,4-葡聚醣、β-1,6-葡聚醣等等。

2. 食物纖維

　　包括非消化性的 β-（1-3）-D-glucan、雜多醣及幾丁質等。具預防癌症，以及吸附發癌物質，使其隨糞便排泄的效果。

3. 亞麻油酸

　　降低血壓與類固醇，改善動脈硬化。

4. 麥角醇

　　經由光照射後，可以促進人體對維生素 D_2 的吸收，因而改善骨質疏鬆症。

二、巴西蘑菇之機能性

（一）抗腫瘤活性

　　β-1,3-葡聚醣及 β-1,6-葡聚醣，一般學者都認為是對防止癌腫最有效的成分。由日本東京大學醫學部、三重大學醫學部、國立癌症研究所等學術單位的動物實驗證實，巴西蘑菇抽出液對癌症的治癒率為 90%，預防率為 99.4%。姬松茸所具有的免疫賦活作用，可以支援化療藥劑的功能發揮相乘作用，此外在和放射線治療的併用上，更可以增強消滅癌細胞的效果。因抗癌藥劑所導致的白血球低下（免疫力下降）及噁心、嘔吐、食慾低下等狀況的預防，是抗癌相當重要的一環，臨床上證實，巴西蘑菇可以大幅減輕化、放療的副作用，大大增加了抗癌的效益及成功率。

（二）促進免疫調節作用

　　因含多醣體而具有免疫機能的調節作用，除癌症外，其他免疫機能異常的疾病，如紅斑性狼瘡、類風濕性關節炎之過敏性疾病等，也都能藉由免疫機能的活化及免疫系統的調節，而得到病徵的改善。

　　日本東京大學藥學系柴田承二博士、國立癌症中心的池川哲郎博士及千葉博士等人，陸續在日本癌症學會總會發表指出，巴西蘑菇較其他食用蕈類含有更多特殊的多醣體。這些特殊的多醣體可調節免疫系統的功能。巴西蘑菇可誘發干擾素的生成，產生阻止體內正常細胞轉譯成病毒細胞之 mRNA 的蛋白質。同時巴西蘑菇含豐富的胺基酸、維生素及礦物質，為促進新陳代謝，使細胞再生的重要營養素。巴西蘑菇中含有特殊的 β-葡聚醣可以增加人體巨噬細胞、T 細胞、β 細胞、自然殺手細

胞等免疫系統的功能，藉此提昇人體的免疫功能，大幅增加人體對抗疾病侵襲的能力。

（三）血壓正常化

姬松茸的脂質以亞麻油酸為主之不飽和脂肪酸具有降低膽固醇、抗血栓、緩和血壓收縮作用，進而具有防止心肌梗塞及動脈硬化，可促使血壓正常化。鄭暉騰（93）證實姬松茸含有降血壓功效的物質 γ-胺基丁酸（GABA），研究結果亦顯示在菌體培養方面發現，在搖瓶培養基中加入 corn steep liquor 對菌體生長有促進的效果（26.2g/L），在 5L 攪拌式發酵槽試驗中巴西蘑菇菌絲體的 GABA 含量為 5.79g/kg；於巴西蘑菇培養液中添加 2% Glutamate 後，GABA 的含量大幅提昇到 10.17g/kg；如果再添加 0.2%鈣離子，其 GABA 含量可提昇 15.5g/kg，如果培養液中添加 2% Glutamate 及 0.5%胚芽米粉，其 GABA 含量可提昇到 17.75g/kg，由此結果可知 GABA 之代謝途徑與 glutamate 有關，而鈣離子與胚芽米粉可以促進巴西蘑菇提昇 GABA 含量。並利用天然食材進行固態培養來確認是否也有 GABA 的產生，在實驗結果發現固體發酵的 GABA 產生量可提高到 1.17g/kg，使得巴西蘑菇在保健養生上有更廣泛的運用。

（四）促進肝功能恢復

所含 β-D-葡聚醣、雜聚醣、蛋白質複合體等主成分具有誘發干擾素（interferon）的高度抗病毒作用。其機制為透過干擾素的作用，產生阻止體內細胞轉譯成病毒 m-RNA 的蛋白質（Translational Inhibitory Protein,

TIP），而 TIP 與細胞的 ribosome 結合，阻止病毒增殖時所必須的酵素、膜蛋白質等之合成，進而防止病毒的增殖，不過卻不會妨礙人體細胞 m - RNA 的轉譯、正常細胞的蛋白合成。

姬松茸具促進肝功能恢復及提高造血細胞生成功能。另可誘發干擾素的高度抗病毒作用，產生阻止體內正常細胞轉譯成病毒細胞的蛋白質，因此可抑制病毒的增殖，並透過巴西蘑菇的免疫機能活化作用，有效地對抗病毒，對 A、B、C 型肝炎，甚至肝硬化等，有極佳的預防作用。同時巴西蘑菇含豐富的胺基酸、維生素及礦物質，為促進肝臟新陳代謝，並使肝細胞再生的重要營養素，因此對肝臟病患病徵的改善有極明顯的功效。

（五）降血糖

可活化胰臟機能，有助胰島素的生成，降低血糖。對胰島素依賴型糖尿病，可透過淋巴球與巨嗜細胞正常化的作用；對非胰島素依賴型糖尿病，可降低胰島素活性，改善高血糖與高胰島素並存的現象，而降低血糖，並可代謝膽固醇，使血脂濃度降低。可作為糖尿病病人日常保健的最佳營養補充品。另成分中的胺機酸、鋅等，可促進胰島素生成，活化胰臟功能。

（六）降低膽固醇

1. 活化低密度脂蛋白受體，具除去膽固醇的累積作用。所含天然類固醇可與膽固醇抗衡，抑制體內膽固醇與脂肪酸的酯化，減少迴腸對膽固醇的再吸收，具有降低膽固醇的效果。
2. 富含食物纖維，可吸收並排除膽固醇，可免膽固醇的累積。

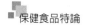

3. 脂質以亞麻油酸為主的不飽和脂肪酸含量很高，而多元不飽和脂肪酸被證實可降低膽固醇。

（七）改善骨質疏鬆症

姬松茸中因含有大量的麥角固醇，在乾燥姬松茸的過程，會製造大量的維生素 D_2，進一步改善骨質疏鬆症。

（八）減輕過敏作用

能夠在姬松茸發揮調節免疫系統機能時，改善過敏性體質功效。

（九）抗氧化功能

蔡惠利（93）指出巴西蘑菇乙醇萃取物在 10.0 mg/mL 的濃度時其還原力之 EC50 值為 0.69，在濃度 5 mg/mL 的情況下，對 1,1-二苯基-2-苦味肼基團的清除效果為 94.87%，於 10 mg/mL 濃度時，對亞鐵離子之螯合能力為 48.55%；總酚含量為 5.80 mg/g。

（十）其他

研究指出菇類尚有抗發炎、強心、改善痴呆症、抑制肥胖、抑制攝食活性等功能。是高蛋白質、低脂質及無膽固醇的健康食品，更提供食品調味的新選擇，因此在菇類保健食品之開發方面頗具潛力。

三、巴西蘑菇需要量

　　巴西蘑菇當成保健食品，一天約吃 2.4 公克即可，可視情況調整，若是要達到治病療效，像是癌症患者，依資料顯示建議每公斤體重約要吃 0.3 公克，以 65 公斤的人來說，一天約要吃 20 公克左右。

　　美國北卡羅來納大學藥學系曾以巴西蘑菇、松茸、香菇、靈芝等真菌進行抗癌實驗，以二至六週的小鼠進行實驗，在牠們的大腿骨上植入一種癌細胞 S180，老鼠植入癌細胞後 24 小時，分組給予不同真菌類的萃取物十天，結果發現，在防止癌細胞增殖、轉移、復發方面，巴西蘑菇只需 10 毫克，即可達 99.4%抗癌效果和 90%的完全恢復率，其他真菌類則每天需使用 30 毫克，松茸抗癌效果和完全恢復率分別為 91.3% 和 55.5%，靈芝為 77.8%和 20%。

第十二節　桑椹

一、桑椹特性

　　屬於天然植物桑科落葉喬木桑之果實，其科屬種名為 moraceae morus spp.桑椹嫩時色清味酸，成熟時紫黑多汁，桑椹味甘酸、性涼、滋陰養血、生津止渴、潤腸通便，自古即被用來治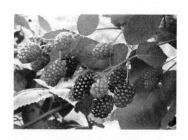頭暈、目眩、盜汗、消渴、便燥、便秘等現象。又果實之紫紅顏色，富含豐富色澤，許多具有色澤之物質皆被證實具抗氧化作用。

二、桑椹之機能性

桑椹富含類黃酮及兒茶酸,其主要功能如下:

(一)免疫調解功能

唐菁吟(93)曾將甜椒(青色、紅色及黃色)、洋蔥(普通洋蔥、紫色洋蔥 I 及 II)、草莓、紅肉李、桑椹、枇杷、苦瓜以及甜菜根等十三種國人常用蔬果,測定其榨汁樣品類黃酮含量,並評估其對 BALB/c 雌鼠初代免疫細胞功能之影響。類黃酮含量測定之結果,以桑椹的類黃酮含量最高。在評估榨汁樣品對脾臟細胞之免疫調節活性方面,結果顯示草莓、枇杷與桑椹之添加,對於脾臟細胞之增生在適量濃度下,達到顯著刺激效果($P < 0.05$),由上知,在免疫細胞之調節功能而言,桑椹為極具潛力之食品。

(二)抗發炎作用

唐菁吟(93)發現在常用之蔬果中草莓、枇杷、桑椹及苦瓜四種樣品頗具免疫調節潛力,因此挑選此四種蔬果樣品再進行蔬果抗發炎作用之研究。以內毒素脂多醣(lipopolysaccharide, LPS)誘發 BALB/c 雌鼠初代腹腔巨噬細胞之發炎反應,分別以三種體外發炎模式進行,包括預防發炎模式(模式 A)、修復發炎損傷模式(模式 B),以及蔬果樣品與 LPS 共同培養模式(模式 C),並測定抗發炎細胞激素 IL-10 以及促發炎細胞激素 IL-1β、IL-6 及 TNF-α 之分泌變化,以評估蔬果樣品之抗發炎

作用。實驗結果顯示，在模式 A，草莓、枇杷、桑椹與苦瓜皆可促使 IL-10 之分泌，並抑制 IL-1β、IL-6 及 TNF-α 之分泌，具有預防發炎之效。在模式 B，四種樣品亦皆可促使 IL-10 之分泌，但對於其餘發炎指標之分泌，其抑制效果有限，顯示其雖可提昇細胞抗發炎能力，然而無法完全逆轉發炎傷害。在模式 C，當發炎刺激物存在時，蔬果樣品仍可促使 IL-10 之分泌，但對發炎指標之抑制則無顯著影響，顯示蔬果樣品雖可提昇細胞抗發炎之能力，但卻無法減緩發炎現象。整體而言，所選取蔬果樣品之抗發炎能力，以預防發炎之效果為佳。

（三）抗氧化特性

翁義宗（92）將桑椹區分為甲醇萃取物（MEM）、水萃取物（WEM）及富含花青素萃取物（ARME），並分別進行抗氧化及自由基清除能力之探討，分析各萃取物中可能之抗氧化成分含量，以期找出具有抗氧化能力之活性成分。ARME 顯示具有最佳之抗氧化及清除自由基能力，且抑制能力隨著其濃度增加有上升之趨勢。ARME（125μg/mL）具有較佳之清除過氧化氫能力（49%），其清除能力優於同濃度的 Trolox，但其還原力卻不如 gallic acid。在 125μg/mL 濃度下，ARME 除了在清除超氧陰離子（38.5%）外，在清除 DPPH（91.2%）、NO（44%）及 ABTS+・（93.1%）等自由基方面，均顯示有較強的自由基清除能力。由活性成分分析顯示，總多酚類、類黃酮及花青素含量均是以 ARME 含量為最多，推測三種桑椹萃取物之抗氧化活性與其所含總多酚類、類黃酮及花青素含量有關，尤其是三者之花青素含量與總抗氧化能力具有很高的相關性（R^2 = 0.81），由此可知，花青素可能於桑椹的生理活性功能中，扮演一重要角色；由花青素含量分析結果可知，Cyanidin-3-glucoside（C3-G）為桑

椹中含量較多之花青素。ARME 可能具有開發為植物性來源之預防自由
基相關疾病之抗氧化劑潛力，值得更進一步探討。

（四）抗腫瘤作用

吳靜芬（91）從桑椹果實中萃取出花青素，並加以作定性及定量分
析。在定量方面，發現桑椹含有 85-95% 的花青素。而定性方面，利用
HPLC 分析出桑椹花青素含有 cyanidin 的成分。當確定桑椹花青素之
後，就篩選八種細胞株（Chang liver, Hep G2, MCF-7, KB, Caco-2, Hep 3B,
HL-60, and AGS）的存活測試。結果顯示人類胃癌細胞（Human gastric
carcinoma, AGS）對於桑椹花青素抑制細胞存活的敏感度最高，而且呈
現 dose-dependent。往後以 AGS 為實驗模式，處理桑椹花青素在不同劑
量（1.0, 2.0, 3.0, 5.0 mg/mL）下，觀察細胞凋亡（apoptosis）的現象。
我們發現隨著桑椹花青素濃度增加對於造成細胞凋亡的現象也愈顯
著：包括細胞型態的改變，以及 DNA fragmentation、造成細胞凋亡的蛋
白質（Cytochrome C, Caspase 3, p53, bax）有明顯表現。進一步，流式
細胞儀分析中，處理桑椹花青素 5.0mg/mL 的 AGS 在 hypodiploid phase
中 apoptotic cell 高達 33.86%；在 Western Blots 中，也發現 p21 有被活
化，導致細胞週期停滯在 G0/G1 期。另外，在處理 AGS 細胞後，在
MAPK pathway 中，JNK 的蛋白質有明顯被活化的現象，因此，推斷桑
椹花青素會活化 p53 路徑而導致 AGS 細胞有 cell cycle arrest；並透過誘
發 Fas 產生而進一步再活化 JNK 而使細胞走向凋亡。

第十三節　洛神花

一、洛神化的特性

洛神花是屬於錦葵科（Malraceae）的一年生木質狀草本植物，原產於熱帶地方，分布於印度、馬來西亞及東南亞地區；台灣是在 1910 年由日本人引進，以台東縣栽培最多。

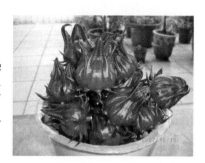

二、洛神花的有效成分

所含主要功效成分為花青素（Anthocyanins）、總多酚（Total polyphenols）、類黃酮素（Flavonoids）等。

三、洛神花的機能性

（一）抗氧化作用

近年來，科學家在追尋抗氧化、抗衰老的過程中，發現在一些高等植物中所含之多酚化合物，具有抗氧化作用，藉由抗氧化的作用來抑制 LDL 的氧化修飾，是一種有效預防動脈粥狀硬化發生的方法。黃安中（93）為評估由洛神花所分離的花青素萃取物：HAs 抗 LDL 氧化及抗

動脈粥狀硬化之作用效果，而進行體外抗氧化實驗與細胞實驗來驗證。
實驗以乾燥洛神花為材料，以調酸的甲醇溶劑萃取其花青素，發現甲醇
萃取率為 5%；純度測定約有 85～95%，另以 HPLC 分析後發現其花青
素主要分為兩類，推測分別為 delphinidin 系及 cyanidin 系，含量分別為
3.7% 及 0.9%。以銅離子誘導 LDL 氧化的模式進行體外抗氧化實驗，結
果發現花青素萃取物具有抑制 LDL 氧化的能力，亦具有清除
1,1-diphenyl- 2-picrylhydrazyl（DPPH）自由基的作用。

（二）預防動脈粥狀硬化

黃安中（92）將花青素萃取物培養巨噬細胞發現具有保護巨噬細胞
不受因 LDL 氧化作用而死亡；而在給予低濃度的花青素萃取物時，會
使 OxLDL 所引起的 CD36 表現有下降的情形，進而減少巨噬細胞轉形
為泡沫細胞（foam cell），這些現象都會減緩動脈硬化的發生過程。

李妙真（93）發現原兒茶酸（PCA）和洛神花水萃取物（HSE）具有
抑制 LDL 氧化的作用，進一步探討巨噬細胞、氧化型 LDL（OxLDL）、
原兒茶酸（PCA）及洛神花水萃取物（HSE）之間的關係，結果發現不
管是 PCA 或 HSE 除了可以直接抑制 OxLDL 的被巨噬細胞攝入之外，
也可能與巨噬細胞自己有某種交互作用，藉此使巨噬細胞不因 OxLDL
的存在而死亡。在前人研究中指出巨噬細胞吞噬 OxLDL 後將可進一步
將其分解，倘若細胞吞噬 OxLDL 後即死亡，將無法分解 OxLDL；且大
量死亡的巨噬細胞可能加速脂肪條塊（fatty streak）的形成而演變為動
脈粥狀瘤。由於這些結果，我們推測 PCA 或 HSE 應可保護巨噬細胞在
攝入 OxLDL 後免於死亡，如此將可使細胞能充分分解 OxLDL，藉此將
可減緩動脈粥狀硬化的進程而達到預防動脈粥狀硬化的作用。

第十四節　納豆

一、納豆之特性

　　日本納豆的記載可追溯至西元1053 年，當時製作方法是將蒸熟的黃豆接觸空氣發酵，再用鹽水浸泡熟成後乾燥保存食用，而後來納豆之製作方法經演變，將黃豆煮熟後以稻草包起來，藉由稻草上之納豆菌來充分發酵黃豆，此方法製作出來的納豆風味獨特、外表黏稠，筷子夾起來會拖著長長細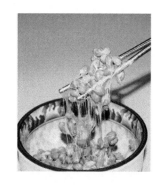

絲。納豆菌可以耐胃酸、膽汁及唾液的攻擊，是食用菌中可以直達大小腸的活菌。口服方式食用，可以提高腸胃消化功能、抑制腸道有害菌，提高身體抗菌性及免疫力，促進腸道有益菌（特別是乳酸菌）的生長與繁殖，增進腸道健康。1986 年須見洋行教授發現納豆中含有「納豆激酶」，具有溶解血栓之功效，因而受到青睞。

二、納豆之有效成分

　　納豆之有效成分主要為納豆激酶，是類似血液中的纖維蛋白溶解酶的強力酵素，係由納豆菌合成的物質，也就是說納豆激酶是納豆菌發酵後所產生的蛋白酶，因在納豆中取得所以顧名思義稱納豆激酶。其等電點為 8.7，分子量為 27,728，由 275 個胺基酸構成的單一鏈結構蛋白質，具有很強的血纖維蛋白溶解能力。

三、納豆之機能性

（一）抗氧化功能

　　大豆經枯草桿菌發酵成為納豆食品，近年來被認為具有溶解血栓、抗菌、增加血中維生素 K 濃度等諸多機能性及具納豆臭及黏引絲。雖然如此，納豆作為天然抗氧化劑積極地被利用之例子並不多見。高幸子（92）以脫脂大豆、乾熱（100°C；0h、2h、4h）和發酵時間（0～72h）等組合條件下檢討有關抗氧化性生成機制，嘗試以 Sephadex G-25 管柱層析法分離具抗氧化力之納豆水溶性物質。更進一步添加於虱目魚漿製品檢討作為抗氧化劑之適用性。結果顯示納豆水溶性物質之還原力增加隨 100°C 乾熱時間愈長，增加率愈大；尤其在發酵後期更顯著。而且還原力增加和抗氧化性指數上呈一正比關係。將納豆水溶性物質添加在亞麻油酸中，於 50°C 貯藏，依 POV 變化檢討其抗氧化性，結果顯示乾熱時間愈長，發酵時間愈久，抗氧化性效果愈大。同樣地，在亞麻油酸／過氧化氫／氯化鐵系統中也能強烈地抑制二烯系及 TBA 反應物質的形成。納豆水溶性物質經 Sephadex G-25 管柱層析得到主要 5 個區分（I-V）；特別是第二部分和第五部分之區分物質均具有強抗氧化性。納豆水溶性物質雖然能抑制虱目魚油自動氧化，但比抑制亞麻油酸之抗氧化能力遜色。將之添加於虱目魚漿製品在 4°C 貯藏，顯示對脂質氧化具有效的抑制作用。廖詩芬（92）利用枯草桿菌（*Bacillus subtilis*）的類緣菌——納豆菌（*Bacillus natto*）SYH-MT 0379，以盤式培養的方式進行納豆菌固態發酵。培養基之設計是結合豆科植物「黃豆」及生藥「葛根」，並且配合不同溫度之加熱前處理步驟而成。將丙酮可萃取之濃縮液，利用 HPLC 進行指標性異黃酮成分與含量追蹤，以 Diaion HP-20 樹脂吸附、SephadexLH-20 膠體管柱和 TLC 分離，最終取得提供抗氧化活

性機制評估之萃取分離物，命名為 MT0379，經初步鑑定其內含有 Puerarin、Daidzein 和 Genistein 三種異黃酮成分。由 Fenton 反應的實驗結果發現，MT 0379 具有清除過氧化氫、還原三價鐵但沒有螯合亞鐵的能力。對於清除 DPPH 自由基及超氧陰離子自由基亦有顯著效果。在進行脂質氧化反應，分別由硫丙二醯尿系統以及硫氰酸鐵法實驗得知，MT 0379 可抑制脂質最終氧化產物丙二醛（Malondialdehyde, MDA）和氧化初期之氫過氧化物（Hydroperoxide）生成。

（二）細胞生長抑制作用

廖詩芬（93）利用枯草桿菌（*Bacillus subtilis*）的類緣菌——納豆菌（*Bacillus natto*）SYH-MT 0379，以盤式培養的方式進行納豆菌固態發酵。培養基之設計是結合豆科植物「黃豆」及生藥「葛根」，並且配合不同溫度之加熱前處理步驟作成——納豆，經 MTT 測試的結果顯示，MT 0379 對於非癌化細胞株，RAW 264.7 以及 293 細胞，具有 Dose-dependent 趨勢之細胞生長抑制作用，其細胞毒性 IC50 為 100 µg/mL。以過氧化氫（H_2O_2）作為模擬細胞遭受氧化壓力之模式，利用流式細胞儀偵測 RAW 264.7 細胞內 DCFH-DA 的氧化性產物之螢光表現，根據量化分析的結果證實，MT 0379 具有顯著性地清除 H_2O_2 之能力。

（三）降低膽固醇

林正盛（92）以 30 位 20 歲以上未曾使用降血脂藥物的原發性高膽固醇血症門診病患為對象（平均年齡 53.2 ± 9.8 歲），探討在服用納豆

激酶四週及八週後血脂改變效果及安全性。結果顯示：服用納豆激酶四週後總膽固醇降低 6.35%及高密度脂蛋白膽固醇降低 6.20%，再經過食用納豆激酶八週後總膽固醇降低 7.45%，低密度脂蛋白膽固醇降低 7.06%及高密度脂蛋白膽固醇降低 11.6%，對於肝臟功能、腎臟功能、肌肉組織、血色素及尿酸則不受影響。

（四）血纖維蛋白溶解能力

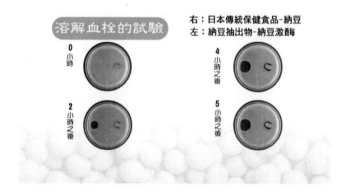

如圖，盤子內為血栓塊，在血栓塊右方置放納豆固體，左方置放納豆激酶，在第二小時就可明顯看出血栓塊左邊有溶解現象，第五小時溶解面積擴大，右邊之納豆固體則面積較小。

第十五節　膳食纖維

一、膳食纖維之特性

膳食纖維（Dietary Fiber）是存在於植物細胞壁及細胞內，不能被人體消化酵素所分解的物質。它的成分也是碳水化合物。然而由於鍵結的方式不一樣，因此人體不能消化吸收，產生熱量。而草食性動物，具有分解食物纖維的酵素，能將纖維消化吸收，人類的消化系統就缺乏這種酵素，所以最後只能排出體外。

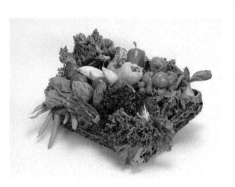

食物纖維可分為非水溶性纖維及水溶性纖維兩類，分別說明如次。

（一）非水溶性膳食纖維（在食物營養成分表中稱為粗纖維）

1. 纖維素

由葡萄糖聚合而成，有吸水的能力，且不溶於水及一般溶劑。未加工的麩質、全麥麵粉、豆類、根莖菜類、高麗菜、小黃瓜、青花菜、芽甘藍含量都很豐富。

2. 半纖維素

含多醣醛酸的複雜多醣類。海藻類、全穀類、麩質穀類及芥菜、芽甘藍等蔬菜中最多。經水解可得大量五碳醣、葡萄糖醛酸及去氧糖。

3. 木質素

木材、竹子、稻草、蔬菜較老的莖含量最多，不易下嚥，一般已不稱為「膳食纖維」。

（二）水溶性膳食纖維

1. 植物膠

植物膠是一種能溶於水形成膠狀有黏性的物質，如燕麥、大麥、乾豆類、車前子、愛玉子等含植物膠豐富。常見之膠類物質由植物種子萃取而得的如關華豆膠及刺槐豆膠。

2. 果膠

蘋果和柑橘類水果、柿子、梨、香蕉、草莓、乾豆類、花椰菜、紅蘿蔔、高麗菜、南瓜、馬鈴薯含量高，果膠是膠狀的多醣類，保水性極強。果膠是一種異質多醣類，主要結構是由半乳糖醛酸單體以 α-1.4-醣苷鍵連結而成。

3. 黏質

是一種存在海藻類和種子中，黏性及保水性都極強的多醣類，如海帶所含的海藻酸，遇水很容易形成膠，並能把種種物質包圍並排出體外，包括膽固醇、膽汁等，因之能降低血液中膽固醇含量，預防動脈硬化功效。

二、膳食纖維的生理作用與疾病控制

1. 在口腔內

膳食纖維可增加牙齒的咀嚼運動，也有刺激牙齒、牙齦、骨頭、唾液分泌及面部肌肉的效果，對於牙周病患的生活保健尤其重要。

2. 在胃裏

膳食纖維（尤其是水溶性纖維）可使食物停留在胃部時間增長，緩慢胃排空的時間，且食物纖維在胃部時體積膨脹，所以令人易產生飽足感。且高纖維質的食物熱量和油脂含量極少，並會增加消化吸收食物熱能之消耗，可幫助控制體重。

3. 在十二指腸

纖維質可與膽酸及膽鹽結合而將其排除於體外，體內為了維持一定的膽酸濃度，而促進膽固醇在肝臟進行氧化作用產生膽酸，故攝取高纖

維食物可間接降低血中膽固醇含量；且食物在進入十二指腸時，脂肪在此分解，與膽汁配合，再為人體吸收。而這時，食物纖維也會干擾膽固醇被人體吸收；且富含纖維質的食物大都含極低的脂肪量，對於血脂肪的控制有幫助。也因此可以降低心血管疾病、腦中風、高血壓等慢性文明病的發生機率。

膳食纖維更因為延遲醣類的吸收，減緩血糖上升的速度，節約胰島素分泌，而有助於控制及預防糖尿病。

4. 在大腸

膳食纖維具有水合的特性，可稀釋腸內所產生的一些致癌物質的毒性及軟化糞便，並能附著殘渣廢物；促進腸道蠕動，使糞便濕軟，重量增加，縮短糞便通過腸道的時間，而使體內所產生的廢物能迅速排除於體外，因此可降低便秘及大腸癌的罹患率。對於盲腸炎及痔瘡的預防也有幫助。

由於腸內的內壓過大會使腸壁向內突起如袋囊狀的物質，稱為憩室。憩室也是一個「藏污納垢」，會堆積有害物質的地方。我們可利用纖維龐大體積的特點，降低腸內所受的壓力，而有效的治療憩室病症。

此外，膳食纖維有助於調整腸道細菌生態，抑制害菌孳生。研究指出攝食膳食纖維，將會使腸內的乳酸菌大量繁殖，有益菌增加，有害菌減少，自然有益於人體健康。

膳食纖維有刺激腸黏液分泌的作用，黏液在大腸之中，也可以提供一種緩衝作用，可保護腸壁細胞避免有害物質的侵入，具保健功能。

三、如何攝取充足的膳食纖維

一天該攝取多少膳食纖維才算是適量呢？應該視自己的營養狀態、健康情形來攝取適量膳食纖維，至於何謂「適量」，端看您是否排便順暢、糞便是否柔軟？雖然目前沒有明確的規範建議，但美國癌症學會建議每日飲食應攝取 20 到 35 公克膳食纖維為宜，過量時會妨礙營養素的消化、吸收，特別是鈣、鋅、銅、鐵、硒等微量元素。兒童所需的量較小，將年齡加上五，即是兒童適合的攝取量。

膳食纖維應取自（未精緻）全穀類、豆類、蔬菜、水果等多種不同的食物來源，如此就能夠得到較均衡的水溶性與非水溶性的膳食纖維。如果能攝取均衡飲食及充足的蔬菜水果，是沒有必要去購買纖維錠劑的。以糙米、胚芽米、燕麥等全穀類、全麥麵包為主食，輔以富含纖維的蔬菜，整粒豆類或海藻類，吃水果盡量連皮吃，打果汁勿濾渣，如此即可獲取足夠的膳食纖維。

如果要增加膳食纖維的攝取，應慢慢增加，給腸胃適應，才不至於腹瀉脹氣，並應多喝開水。

四、富含膳食纖維之食物及其功能

1. 蔬菜

蔡孟羲（88）在高油高膽固醇飲食飼料中分別添加 15%之番薯葉、藤三七、白鳳菜、鵝仔菜、巴蔘菜、皇宮菜、黑甜仔菜及苦瓜等之乾燥蔬菜粉末飼養雄性 Sprague-Dawley 大白鼠，觀察其對血清脂質與肝臟脂質之影響，結果發現餵食 6 週後所有的試驗蔬菜皆能降低血清總脂質和

膽固醇,而以白鳳菜最為顯著;除黑甜仔菜之外,亦皆可顯著降低血清三酸甘油酯的含量(p < 0.05)。各種試驗蔬菜亦都能降低肝臟總脂質和三酸甘油酯,其中以番薯葉、藤三七及鵝仔菜降低肝臟總脂質,苦瓜降低肝臟三酸甘油酯最顯著,番薯葉與鵝仔菜次之,藤三七最能降低肝臟膽固醇,鵝仔菜次之,番薯葉、白鳳菜、巴蔘菜、皇宮菜、黑甜仔菜又次之,但苦瓜卻不明顯。若以肝臟組織切片觀察,大白鼠在餵食高油高膽固醇飼料後,肝臟內皆有明顯的脂肪顆粒堆積。但餵食15%蔬菜之各組切片,則可看出其脂肪的堆積量較少。對於糞便裏的中性固醇類,沒有任一蔬菜組之每日排出量大於控制組,相反的卻發現苦瓜、白鳳菜、巴蔘菜和皇宮菜都還比控制組少;然而所有蔬菜組的糞便膽酸排出量則均大於控制組,其中尤以番薯葉和皇宮菜組的排出量最大。以銅離子誘導低密度脂蛋白氧化遲滯期之結果發現,此八種試驗蔬菜皆可延緩 LDL 被氧化,而其抗氧化性強度大致為苦瓜>藤三七>皇宮菜>番薯葉>巴蔘菜=白鳳菜>鵝仔菜>黑甜仔菜>控制組。即各蔬菜皆具有降低血清與肝臟脂質之功能,但降低的程度不一,其中大體上以白鳳菜之效果最佳,藤三七、番薯葉與鵝仔菜次之。此外,蔬菜亦具有抗氧化之功效,但每種蔬菜延緩低密度脂蛋白氧化的效果也不同,而以苦瓜和藤三七之抗氧化性最好,皇宮菜和番薯葉次之。

2. 蒟蒻纖維

為富含葡萄糖及甘露糖 β 鍵結而成的水溶性纖維,蒟蒻精粉的主要成分為葡甘聚醣(glucomannan),屬水溶性纖維,其黏稠度極大,若將它水解成較小分子則可產生類似寡醣之生理效應。劉燕居(92)曾探討纖維補充劑蒟蒻葡甘聚醣精粉(glucomannan)在調節腸道生理之效應,將參試者分為(一)健康組:9 位無習慣性便秘及其他腸胃疾病之健康

參試者，（二）便秘組：7 位有習慣性排便困難或便秘之便秘成人。實驗前先以問卷方式，探討其飲食習慣、疾病史、生活型態、服用補充劑習慣、飲食頻率及營養攝取量之情形。實驗為期七週：對照期三週（服用安慰劑）、介入適應期一週及蒟蒻期三週（服用蒟蒻葡甘聚醣精粉 4.5 克／天），參試者全期接受飲食控制，提供午、晚餐為高脂肪、低纖維之七日循環菜單，早餐依個人飲食習慣攝取，平均每日攝取之醣類、脂肪、蛋白質分別提供 50.3%、35.0%、15.2%熱量；膳食纖維 10.1g／天（5.4 g／1000 卡），於實驗之初、三週後及七週後抽血檢測血液生化值，並測量體位及血壓。實驗期間每日記錄腸胃生理狀況，含排便次數、排便重量、排便感覺、排便情形、糞便外觀、糞便味道、排氣次數及腹部腹痛、腹鳴、腹脹之情形，並於對照期及蒟蒻期最後一週收集一週內所有排出之糞便，進行排便重、水分含量及 pH 值測定。結果顯示參試者之體位除上臂圍外，於實驗前後並無明顯變化；補充蒟蒻使空腹血糖顯著下降（P < 0.05），健康組約降低 7.3%、便秘組約降低 5.1%。在腸胃生理變化方面，補充蒟蒻有增加排便次數的趨勢，實驗期間除排氣次數有明顯增加外，其他腹痛、腹鳴及腹脹無明顯變化。在糞便特性方面，補充蒟蒻葡甘聚醣精粉，使兩組之糞便乾重及濕重均有增加之趨勢，健康組分別約增加 16.7 及 6.2%，便秘組則分別增加 19.9 及 5.9%（P < 0.05）；補充蒟蒻葡甘聚醣精粉使健康組糞便水分增加 2.5%；pH 值亦有顯著下降（P < 0.05）。因此連續三週每日服用 4.5 克蒟蒻精粉有助於健康及便秘患者血糖及腸道生理功能之改善。陳怡娟（91）曾探討 22 位第二型糖尿病合併高血脂患者（糖尿病組，Fasting blood glucose, FBG < 180mg/dL, Total cholesterol, TC > 200 mg/dL）與 21 位血糖正常、血脂正常（健康組 FBG < 100 mg/dL , TC < 200 mg/dL）年齡介於 50-75 歲的受測者，其飲食習慣、飲食內容、固定運動習慣、營養攝取量等問卷表及血液生化值的差異，並利用蒟蒻（Amorphophallus Konjac）的塊根萃取蒟蒻

精粉（glucomannan, GM）為實驗材料，探討 GM 補充劑介入對糖尿病組的受測者其飯前血糖（FBG）、餐後 2 小時血糖（2h postprandial）、糖化血色素（HbA1C）、血液尿素氮（BUN）、三酸甘油酯（Triglyceride, TG）、總膽固醇（TC）、高密度脂蛋白膽固醇（HDL-cholesterol, HDL-C）、低密度脂蛋白膽固醇（LDL-cholesterol, LDL-C）、總膽固醇／高密度脂蛋白膽固醇比值（TC/HDL-C）、紅血球（RBC）、血色素（Hemoglobin）、血球容積（Hematocrit）、血小板（Platelet）、血球平均數值（MCV）、尿酸（Uric acid）、肌酐酸（Creatinine）、總蛋白質（Total Protein）、白蛋白（Albumin）、膽紅素（Bilirubin）、GOT 轉胺酵素及 GPT 轉胺酵素之影響。由問卷表的結果發現糖尿病組的受測者中其教育程度（不識字及小學以下佔 68.1%）低於健康組的受測者（高中以上學歷佔 61%）、糖尿病組的受測者大部分曾有胃腸道方面的疾病（胃疾病 32%，習慣性便秘 36%，習慣性腹瀉 41%）高於健康組的受測者，大部分的健康組受測者有補充營養補充劑（48%）的習慣，而糖尿病組的受測者除了醫院所開的藥物外沒有人額外補充任何營養補充劑、糖尿病組的受測者血液生化值中空腹血糖值 FBS(p < 0.001)及 HbA1c(p < 0.01)、TG（p < 0.01）、TC（p < 0.01）、LDL-C（p < 0.01）、TC/HDL-C（p < 0.01）明顯的高於健康組，兩組受測者其血壓、脈搏、體重、BMI、飲食特性、固定運動習慣及營養狀況並無明顯的差異。第二型糖尿病合併高血脂患者在控制期與蒟蒻期的營養素、熱量、體重、BMI、血壓、脈搏及其他血液生化值則無顯著差異，給予 GM 補充劑介入 4 週後，發現 GM 補充劑可有效降低餐前血糖 19.75%（p < 0.01）、餐後 2 小時血糖下降 18.41%（p < 0.01）、餐後血糖變化 30.79%（p < 0.01）、TG 下降 12.99%（p < 0.04）、TC 下降 9.75%（p < 0.03）、LDL-C 下降 13.31%（p < 0.03）、LDL-C/HDL-C 脂蛋白比值下降 14.28%（p < 0.04）及 LDL-C/HDL-C 下降 14.28%

（p ＜ 0.01）。由此實驗歸納得知 GM 對第二型糖尿病合併高血脂患者血糖的控制及降低血脂濃度效果很好。

3. 其他纖維

　　向怡曄（93）曾探討餵食不同膳食纖維對 BALB/C 雄鼠之腸道生理、血脂、腸道短鏈脂肪酸濃度的影響。將約七週齡之小鼠隨機分配，每組 8 隻，分別餵食不含纖維（Fiber free；FF）及含測試纖維為纖維素（C）、蒟蒻（K）、利用酸水解製備的三種蒟蒻水解產物 Fraction 1、2 及 3（F1、2 及 3）、菊糖 Inulin（I）、果寡醣 Fructooligosaccharide（FO）飼料三週共八組。蒟蒻水解產物 F1、F2 及 F3 之平均聚合度（degree of polymerization）分別為 16、10 及 4。於犧牲前連續收集小鼠糞便三天，利用氣相層析儀分析短鏈脂肪酸濃度。小鼠犧牲後取其血液、器官，測定其血脂濃度及腸道生理情形。結果顯示，各組間的食物攝取量、體重及食物效應並無顯著差異；血脂濃度方面，F1 及 F2 降低總膽固醇、低密度脂蛋白膽固醇、低密度脂蛋白膽固醇／高密度脂蛋白膽固醇比值及三酸甘油酯之效果皆顯著優於蒟蒻及 F3；I 和 FO 組降低總膽固醇、低密度脂蛋白膽固醇、低密度脂蛋白膽固醇／高密度脂蛋白膽固醇比值及三酸甘油酯之效果皆顯著優於 FF、C 組。不論餵食任何一種膳食纖維對增加新鮮糞便重量來說皆比 FF 組高；新鮮糞便重及水分方面，和 FF 組比較 FO 組有增加情形；短鏈脂肪酸濃度方面，F1 提高盲腸內容物及新鮮糞便的乙酸、丙酸、正丁酸、異丁酸濃度之效果皆優於 C、K、F2、F3、I、FO 組。觀察腸道黏膜表皮細胞形態結果顯示，小鼠胃、盲腸、大腸部位：FO 組之絨毛高度、Labeled villous height（μm）、Labeled zone（%）、Labeled cell number、Total cell number、Labeled cell density（%）、絨毛面積（μm2）絨毛增生指標皆最高。

因此，平均聚合度為 10-16 之蒟蒻葡甘露聚醣對降低血脂之效果優於高分子蒟蒻及平均聚合度為 4 之蒟蒻寡醣；而平均聚合度為 16 之蒟蒻葡甘露聚醣促進腸道發酵產物之效果最佳。平均聚合度為 2 之果寡醣對胃、盲腸、大腸的絨毛增生具有最佳效果。林孟萱（93）則進一步觀察上述纖維素對老鼠糞便菌相以及對血液、糞便水中抗氧化能力的影響研究，結果分析顯示，對於小鼠體重、攝食量的變化，各組間並無顯著差異。糞便水分含量方面，果寡糖組糞便水含量顯著高於無纖維組和纖維素組。糞便菌相中，F1、F2、F3 以及菊糖、果寡糖均有提昇總厭氧菌數的趨勢，又以菊糖的效果最為顯著。以各腸道菌菌數佔總厭氧菌菌數的比例來觀察其生長狀況；菊糖、果寡糖、蒟蒻等三組最能有效促進乳酸桿菌的生長；而菊糖、果寡糖同時也可有效促進雙歧桿菌的生長。K 及其水解產物（F1、F3）則有隨著分子量的減少而增加雙歧桿菌生長的趨勢。至於腸道有害菌方面，菊糖組有較無纖維組和纖維素組明顯抑制產氣莢膜梭菌之比例的功效；而蒟蒻及 F1、F2、F3 與無纖維組比較也皆有明顯抑制產氣莢膜梭菌比例的功效。就大腸桿菌來說，雖然各組均沒有顯著抑制的效果，但是與無纖維組相比，除了纖維素、蒟蒻組外，也都有降低的趨勢。

　　血液抗氧化力方面，果寡糖組相較於其他各組有降低血液脂質過氧化（TBARs）的顯著效果。而糞便水的抗氧化力方面，各纖維皆無法顯著降低脂質過氧化產物；但是菊糖、果寡糖以及 K、F1、F3 與無纖維組相比，則都有顯著增進螯合亞鐵離子的能力。小鼠糞便水之細胞基因毒性方面，以彗星影像分析法觀察各組糞便水對細胞 DNA 傷害，結果各組細胞傷害均顯著低於無纖維組。就蒟蒻精粉及其水解產物之間比較時，F1、F3 顯著小於蒟蒻、F2；而菊糖、果寡糖則都顯著小於纖維素組。即小分子寡醣－菊糖、果寡糖與蒟蒻及其不同分子量水解產物，可能藉由改善腸道菌相及不消化性碳水化合物本身對助氧化金屬離子之螯合能力，降低了對大腸細胞的基因毒性。

　　莊曉莉（90）為了研究膳食纖維對小腸黏膜淋巴組織——培耶氏斑的影響，實驗設計選擇三週大 Wistar 公鼠，分別以 5%（一般餵食）及 10%纖維素、10%米糠和 10%小麥麩皮為膳食纖維來源，對照組為不含任何膳食纖維，餵食八週後犧牲。利用酵素結合分析法（ELISA）測血漿中的免疫球蛋白和小腸中分泌性免疫球蛋白 A，免疫組織化學染色法觀察培耶氏斑中 B、T 細胞和 IgA 的分布。結果顯示膳食纖維並不會影響老鼠的體重及攝食情形。免疫組織化學染色觀察膳食纖維餵食組 B 細胞的分布是集中於發生中心，但對照組是零星分散於整個濾泡。T 細胞大量表現濾泡區位置，實驗組的圓頂區（dome area）亦有 T 細胞的分布，並較對照組多。IgA 的分布明顯集中於濾泡區（follicle）環圍，而對照組是散布於濾泡。ELISA 測得 5%纖維素組中血清 IgG 和 IgA 以及 sIgA 均顯著高於對照組，此結果引申膳食纖維不但可能刺激腸道區域性免疫組織分化和免疫細胞的遷移，也可能影響全身性免疫系統。

第十六節　紅麴

一、紅麴之特性

　　紅麴的利用在中國已有千年的歷史，其文字記載可上溯至北宋陶谷所著之清異錄，其後李時珍所著的本草綱目中亦可發現早有記載對紅麴的製作方法及在食品的應用，並提出對人體所具有的保健藥用功能，所以

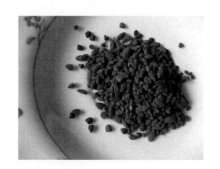

紅麴的應用已相當廣泛。其主要作法如下：

米滅菌＋紅麴菌 → 發酵 → 滅菌 → 乾燥即得成品

　　紅麴菌（*Monascus*）廣泛存在於自然界的每個角落，是一種很神奇的微生物，且會產生多種對人類很有用處的代謝物，降低疾病的罹患率。由法國學者所創用，其特徵為不規則分支菌絲，呈無色、褐色或紅色，具有橫隔（Septa），在其末端會產生一個大型的有性厚壁子囊（Ascomycetes），孢子單一或成串長在菌絲頂端，屬於內生型分生孢子。被分類學家歸類為真菌界子囊菌門、子囊菌綱、散囊菌目、紅麴菌科、紅麴菌屬。其種類又可分為以下幾種：

Monascus pilosus, M. purpureus, M. anka, M. rubber, M. floridanus, M. pallens, M. sanguineus

二、紅麴之有效成分及其功能

　　紅麴之有效成分主要的有三種：

1. Monacolins K & L 外，尚有四種新成分，即 Monacolins A, B, C & D，均與抑制膽固醇合成有關。
2. GABA（r-amino butyric Acid）：降血壓。
3. Citrinin：具抑菌作用但具腎毒性。

　　紅麴之機能性列舉如下：

1. 抑制膽固醇合成

　　許多研究結果證實，攝取某些特定的食品能預防心臟血管疾病，特別是在降低病患血液膽固醇及三醯甘油。因此，一些傳統食品中含有降低血膽固醇因子，遂成為現代科學研究的重點，如中國釀造紅露酒所利用之紅麴菌屬（*Monascus anka*），其代謝產物 monacolins，可有效抑制血膽固醇之生合成。謝孟志（90）曾探討紅麴粉末（red yeast rice; Monascus rice powder）對囓齒類動物降血脂功能之影響及安全性評估。首先對紅麴粉末在高膽固醇飲食形態下，預防高膽固醇血症的保健效果，及紅麴粉末對改善高血脂症的作用及總抗氧化狀態影響。結果顯示：紅麴粉末能有效預防倉鼠因高油脂飲食所引起的高脂血症及使患高脂血症倉鼠血脂肪下降，並能有效預防倉鼠肝臟中因高油脂飲食所引起的三醯甘油堆積。紅麴粉末從飲食中移去，倉鼠血漿或肝臟脂質都明顯上升。另外探討同時給予黃豆固醇，對倉鼠體內脂質代謝，結果顯示，合併使用能更有效降低倉鼠血清、肝臟膽固醇及三醯甘油之濃度。

2. 抗氧化作用

　　謝孟志（90），以紅麴粉末強制灌食 ICR 小白鼠，評估紅麴對 CoQ 所產生之急性及安全性評估，結果發現投予紅麴粉末之小鼠於 30 分鐘後，其心臟及肝臟中的 CoQ10 濃度皆明顯下降，肝臟在 60 分鐘後濃度降至最低，而心臟中則需 90 分鐘。兩週後，小鼠體重、外觀無任何異狀。在探討同時給予黃豆固醇及紅麴粉末對倉鼠體內抗氧化酵素活性之影響研究中，雖然明顯降低血中維生素 E 的含量，但維生素 E/LDL-膽固醇比值及肝臟中維生素 E 濃度卻增加。紅麴粉末雖然減少體內

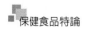

CoQ10、維生素 E 含量，但增加超氧化物歧化酶（SOD）活性，不影響麩胱甘肽過氧化酶（GSH-Px）活性。

◎問題與討論

1. 試述主要的磷脂質有哪五類？

2. 試述蛋黃卵磷脂如何以溶劑萃取？

3. 試述卵磷脂之特性。

4. 何謂溶血卵磷脂？如何製得有何作用？

5. 深海魚油之脂肪酸之特色為何？列舉五種 EPA、DHA 含量較高魚種。

6. 試述 EPA、DHA 濃縮方法六種及其主要原理。

7. 試述魚油會溶解保麗龍材質之原理。

8. 靈芝之有效成分及其功用。

9. 冬蟲夏草名稱之由來。

10. 試述冬蟲夏草之機能性成分。

11. 試述冬蟲夏草具抗癌及抗腫瘤作用之機制。

12. 試述茶之一般成分與有效成分有哪些？

13. 試述茶之主要生理機能。

14. 試述芝麻之一般成分與有效成分有哪些？

15. 試述芝麻之主要生理機能。

16. 何謂甲殼質？哪些生物體存在量較高？

17. 幾丁質與幾丁聚醣有何不同？兩者關係如何？

18. 幾丁質及其衍生物之機能及其機制？

19. 幾丁質及其衍生物可能存在哪些問題？

20. 山藥之一般成分與有效成分有哪些？

21. 試述山藥之主要生理機能及其機制。

22. 刺五加是什麼生物？有何生理機能及其機制？

23. 試述薏仁之一般成分與有效成分有哪些？

24. 試述薏仁之功能五種，該項機能成分存在哪一部位？

25. 巴西蘑菇如何栽培？其可食部位係屬哪一部分？

26. 巴西蘑菇之機能性成分為何？各有何功能與機制？

27. 試述桑椹之有效成分及其主要生理機能與機制。

28. 試述洛神花之有效成分及其主要生理機能與機制。

29. 納豆有效成分及其主要生理機能與機制。

30. 膳食纖維可分水溶性及非水溶性，試舉例說明其特性。

31. 舉例說明富含膳食纖維之食物及其功能。

32. 試述紅麴之有效成分及其主要生理機能與機制。

附錄一
健康食品申請許可作業流程圖

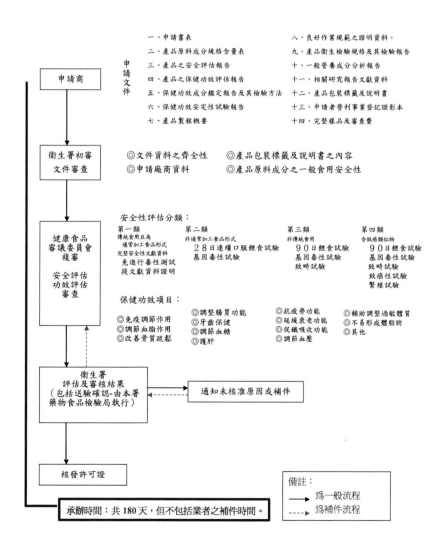

申請文件

一、申請書表
二、產品原料成分規格含量表
三、產品之安全評估報告
四、產品之保健功效評估報告
五、保健功效成分鑑定報告及其檢驗方法
六、保健功效安定性試驗報告
七、產品製程概要

八、良好作業規範之證明資料。
九、產品衛生檢驗規格及其檢驗報告
十、一般營養成分分析報告
十一、相關研究報告文獻資料
十二、產品包裝標籤及說明書
十三、申請者營利事業登記證影本
十四、完整樣品及審查費

申請商

衛生署初審文件審查

◎文件資料之齊全性
◎申請廠商資料
◎產品包裝標籤及說明書之內容
◎產品原料成分之一般食用安全性

健康食品審議委員會複審

安全評估功效評估審查

安全性評估分類：

第一類	第二類	第三類	第四類
傳統食用且為通常加工食品形式完整安全文獻資料免進行毒性測試提文獻資料證明	非通常加工食品形式28日連續口服餵食試驗基因毒性試驗	非傳統食用90日餵食試驗基因毒性試驗致畸試驗	含致癌類似物90日餵食試驗基因毒性試驗致畸試驗致癌性試驗繁殖試驗

保健功效項目：

◎免疫調節作用
◎調節血脂作用
◎改善骨質疏鬆

◎調整腸胃功能
◎牙齒保健
◎調節血糖
◎護肝

◎抗疲勞功能
◎延緩衰老功能
◎促進鐵吸收功能
◎調節血壓

◎輔助調整過敏體質
◎不易形成體脂肪
◎其他

衛生署評估及審核結果（包括送驗確認-由本署藥物食品檢驗局執行）

通知未核准原因或補件

核發許可證

承辦時間：共180天，但不包括業者之補件時間。

備註：
—— 為一般流程
---- 為補件流程

233

附錄二
食品廣告標示詞句涉及虛偽、
誇張或醫藥效能之認定表

94 年 3 月 31 日衛署食字第 0940402395 號函修正

總說明

一、本署於民國八十二年四月二十九日訂定公布食品廣告標示詞句認定表,並於民國八十八年七月三十一日修正,但由於客觀環境的變遷,已不敷使用,故本署參考美、日等國外管理情形,整理衛生單位近年來查處違規廣告標示之案例、彙集各方意見,針對食品廣告標示詞句是否涉及醫療效能、誇張及易生誤解之原則予以修正。

二、食品衛生管理法第十九條第一項規定:對於食品或食品添加物之標示、宣傳或廣告,不得有不實、誇張或易生誤解之情形。同法第十九條第二項規定:食品不得為醫療效能之標示、宣傳或廣告。因此我國在食品廣告及標示管理上主要分為三種層次:1.涉及醫療效能的詞句,2.涉及誇張或易生誤解的詞句,3.未使人誤認有醫療之效能且未涉及誇張或易生誤解的詞句。

三、至於健康食品之標示及廣告,另依健康食品管理法相關規定處理,不在此認定表內規範。

四、各級衛生機關對於可能涉嫌違規之產品，應視個案所傳達消費者訊息之整體表現，包括文字敘述、產品品名、圖案、符號等，綜合研判，切勿咬文嚼字，以達毋枉毋縱之管理目標。

一、不得宣稱之詞句敘述

（一）詞句涉及醫療效能

1. 宣稱預防、改善、減輕、診斷或治療疾病或特定生理情形

例句：治療近視。恢復視力。防止便秘。利尿。改善過敏體質。壯陽。強精。減輕過敏性皮膚病。治失眠。防止貧血。降血壓。改善血濁。清血。調整內分泌。防止提早更年期。

2. 宣稱減輕或降低導致疾病有關之體內成分

例句：解肝毒。降肝脂。

3. 宣稱產品對疾病及疾病症候群或症狀有效

例句：改善更年期障礙。消滯。平胃氣。降肝火。防止口臭。改善喉嚨發炎。祛痰止喘。消腫止痛。消除心律不整。解毒。

4. 涉及中藥材之效能者

例句：補腎。溫腎（化氣）。滋腎。固腎。健脾。補脾。益脾。溫脾。和胃。養胃。補胃。益胃。溫胃（建中）。翻胃。養心。清心（火）。補心。寧心。瀉心。鎮心。強心。清肺。宣肺。潤肺。傷肺。溫肺（化痰）。補肺。瀉肺。疏肝。養肝。瀉肝。鎮肝（熄風）。澀腸。潤腸。活血。

5. 引用或摘錄出版品、典籍或以他人名義並述及醫藥效能

例句：《本草備要》記載：冬蟲夏草可止血化痰。《本草綱目》記載：黑豆可止痛、散五臟結積內寒。

（二）詞句未涉及醫療效能但涉及誇張或易生誤解

1. 涉及生理功能者

例句：增強抵抗力。強化細胞功能。增智。補腦。增強記憶力。改善體質。解酒。清除自由基。排毒素。分解有害物質。

2. 未涉及中藥材效能而涉及五官臟器者

例句：保護眼睛。增加血管彈性。

3. 涉及改變身體外觀者

例句：豐胸。預防乳房下垂。減肥。塑身。增高。使頭髮烏黑。延遲衰老。防止老化。改善皺紋。美白。

4. 引用本署衛署食字號或相當意義詞句者

例句：衛署食字第○○○○○○○○○○號。衛署食字第○○○○○○○○○○號許可。衛署食字第○○○○○○○○○○號審查合格。領有衛生署食字號。獲得衛生署食字號許可。通過衛生署配方審查。本產品經衛署食字第○○○○○○○○○○號配方審查認定為食品。本產品經衛署食字第○○○○○○○○○○號查驗登記認定為食品。

二、詞句未涉療效及誇大

（一）通常可使用之例句

幫助牙齒骨骼正常發育。幫助消化。幫助維持消化道機能。改變細菌叢生態。使排便順暢。使小便順暢。調整體質。調節生理機能。滋補強身。增強體力。精神旺盛。養顏美容。幫助入睡。營養補給。健康維持。青春永駐。青春源頭。延年益壽。產前產後或病後之補養。促進新陳代謝。減少疲勞感。清涼解渴。生津止渴。促進食慾。開胃。退火。降火氣。使口氣芬芳。促進唾液分泌。潤喉。《本草綱目》記載梅子氣味甘酸，可生津解渴（未述及醫藥效能）。

（二）一般營養素可敘述之生理功能例句

1. 膳食纖維

可促進腸道蠕動。增加飽足感。使糞便比較柔軟而易於排出。膳食中有適量的膳食纖維時，可增加糞便量。

2. 維生素 A

幫助視紫質的形成，使眼睛適應光線的變化。維持在黑暗光線下的視覺。保持上皮組織正常狀態的功能，維持皮膚及黏膜的健康。幫助牙齒和骨骼的生長及發育。

3. β-胡蘿蔔素

維生素 A 的前趨物，可轉變為維生素 A。

4. 維生素 D

幫助或促進鈣、磷的吸收及利用。幫助骨骼及牙齒的生長發育。幫助維持血鈣的正常濃度。維持神經、肌肉生理的正常。幫助骨骼鈣化（calcification）。

5. 維生素 E

減少細胞膜上多元不飽和脂肪酸的氧化。維持細胞膜的完整性。具有抗氧化作用。維持皮膚及血球細胞的健康。

6. 維生素 K

　　構成凝血酶元的成分。維持血液正常凝固的功能。活化肝臟及血液中的凝血蛋白質。

7. 維生素 C

　　促進膠原的形成，構成細胞間質的成分。維持細胞排列的緊密性。參與體內氧化還原反應。維持體內結締組織、骨骼及牙齒的生長。促進鐵的吸收。

8. 維生素 B_1

　　構成輔酶的一種成分，參與能量代謝。為輔酶組成成分之一，參與能量代謝。維持心臟、神經系統的功能。維持正常的食慾。

9. 維生素 B_2

　　構成輔酶的一種成分，參與能量代謝。為輔酶組成成分之一，參與能量代謝。維持皮膚的健康。

10. 菸鹼素

　　構成輔酶的一種成分，參與能量代謝。為輔酶組成成分之一，參與能量代謝。維持皮膚、神經系統及消化系統的健康。

11. 維生素 B_6

構成輔酶的一種成分，參與胺基酸的代謝。為輔酶組成成分之一，參與胺基酸的代謝。紅血球中紫質的形成。幫助色胺酸轉變成菸鹼素。維持紅血球的正常大小。維持神經系統的健康。

12. 葉酸

參與紅血球的形成。構成輔酶的一種成分，參與核酸及核蛋白的形成。為輔酶組成成分之一，參與核酸及核蛋白的形成。維持胎兒的正常生長與發育。

13. 維生素 B_{12}

參與紅血球的形成。維持紅血球及神經系統的健康。

14. 生物素

構成輔酶的一種成分，參與能量及胺基酸的代謝。為輔酶組成成分之一，參與能量及胺基酸的代謝。參與脂肪及肝醣的合成。參與嘌呤的合成。

15. 泛酸

構成輔酶的一種成分，參與能量代謝。為輔酶組成成分之一，參與能量代謝。參與體內脂肪、膽固醇的合成及胺基酸的代謝。

16. 鈣

構成牙齒與骨骼的主要成分。維持心臟、肌肉正常收縮及神經的感應性。活化凝血酶元轉變為凝血酶，幫助血液凝固。控制細胞的通透性。維持骨骼及牙齒的健康。

17. 鐵

組成血紅素及肌紅素的成分。參與紅血球的形成。構成血紅素的重要成分。

18.碘

合成甲狀腺激素的主要成分。維持正常生長、發育、神經肌肉的功能及代謝率。調節細胞的氧化作用。

19. 鎂

構成牙齒與骨骼的成分。參與醣類的代謝，為能量代謝因子。與鈉、鉀、鈣共同維持心臟、肌肉及神經等正常功能。

20. 鋅

為胰島素及多種酵素的成分。參與核酸及蛋白質合成。參與能量代謝。

參考文獻

竟鴻、吳華：《長壽的探討》，百花文藝出版社，天津，中國大陸（2004）。

董大成：《養生之道──營養運動與健康》，健康文化事業股份有限公司，台北，台灣（2001）。

江文章：《食物養生保健法》，國立台灣大學食品科技研究所（1998）。

吳興鏞醫師：〈王東原將軍腳部運動簡介〉，《傳記文學》第 67 卷第 1 期，保健食品研討會，台灣保健食品學會（2005）。

李敏雄等：〈甲基酯化對脂肪酸分析結果之影響〉，《食品科學》17：1～10（1990）。

劉麗雲等：〈蛋黃油及卵磷脂製備方法之研究〉，《中國農業化學會誌》33（4）：436～443（1995）。

鐘淑英等：〈卵磷脂對低學習性小鼠之學習及神經傳導物質之影響作用〉，《中華民國營養會誌》20（1）：35～47（1995）。

劉麗雲等：〈蛋黃卵磷脂對於高血脂傾向大白鼠血脂質及肝脂質之影響研究〉，《中國農業化學會誌》37（3）：306～318（1999）。

劉麗雲等：〈市售魚油之物化特性及其品質調查〉，《食品科學》26（1）：6～15（1999）。

許瑞祥著：《靈芝概論》，萬年出版社，台中，台灣（1993）。

顏國欽等：〈不同季節、價位和沖泡次數之烏龍茶的致突變性及其主要成分含量〉，《食品科學》33（6）（1995）。

閻守和：《速溶茶生物化學》，北京大學出版社，北京，1990：25。

並木滿夫著，蘇正德編譯：《吃芝麻好處多多》，暖流出版社，台北，台灣（2000）。

賴怡君、梁佳玟、范少怡、朱燕華：〈芝麻木酚素對倉鼠活體內抗氧化狀態及脂質代謝之影響〉，《台灣農業化學與食品科學》43（2）：133～138（2005）。

周華嶽：《甲殼質──革命性的新興產品》，宏欣文化編輯部，生活醫學叢書。

江孟燦、陳敏俐：〈膳食幾丁聚醣對大白鼠脂質代謝的影響〉，《中國農業化學會誌》37（1）：436～443（1999）。

蘇遠志：〈納豆菌代謝產物的開發與應用〉，《生物產業》14(2)：45-58（2003）。

廖哲逸：〈納豆激酶之機能性〉，《食品資訊》198：66-71（2003）。

吳靜芬：〈花青素誘發程序性死亡及細胞週期停止之機轉〉，中山醫學大學生物化學研究所碩士論文（2002）。

翁義宗：〈桑椹之抗氧化及對脂多醣所誘導 RAW 264.7 巨噬細胞產生 PGE2 及 NO 之影響〉，國立中興大學食品科學系碩士論文（2002）。

黃安中：〈洛神花花青素萃取物抗氧化型低密度脂蛋白所引發動脈粥狀硬化的機轉〉，中山醫學大學生物化學研究所碩士論文（2002）。

唐菁吟：〈篩選富含類黃酮蔬果探討其免疫調節及抗發炎作用〉，國立中興大學食品科學系碩士論文（2003）。

高幸子：〈納豆抗氧化性之研究〉，屏東科技食品科學系碩士論文（2003）。

廖詩芬：〈納豆菌 Bacillus natto SYH-MT 0379 固態發酵所得豆科植物性異黃酮轉換生成物之生產性及抗氧化生物活性評估〉，台北醫學大學醫學研究所碩士論文（2003）。

林正盛：〈納豆激素在高血脂病患之降血脂效果分析〉，中山醫學大學醫學研究所碩士論文（2003）。

蔡惠利：〈巴西蘑菇、茶樹菇、牛肝菌和雞腿菇之呈味與抗氧化物質〉，國立中興大學食品科學系碩士論文（2004）。

王乃弘：〈山藥、薏仁對停經婦女性激素、血脂與抗氧化性的影響〉，國立台灣師範大學人類發展與家庭研究碩士論文（2003）。

程金燕：〈糙薏仁對大鼠腸道生理機能性的影響〉，台灣大學食品科學研究所碩士論文（1998）。

林于鈴：〈薏仁降血脂功能成分探討與延長薏仁產品儲藏期限之研究〉，輔仁大學食品營養學系碩士論文（2002）。

吳宜娟、江文章、姚賢宗、江孟燦：〈糙薏仁及其加工產品對大白鼠血膽固醇濃度及肝臟脂質過氧化作用之探討〉，《台灣農化與食品科學》41：254-262（2003）。

施純光：〈薏仁對大腸癌形成之影響〉，國立台灣大學食品科技研究所博士論文（2004）。

黃博偉：〈不同糙薏仁成分對糖尿病大白鼠醣代謝及脂質代謝的影響〉，國立台灣大學食品科技研究所博士論文（2003）。

徐欣億：〈糙薏仁對特異性免疫反應及呼吸道發炎反應影響之研究〉，國立台灣大學食品科技研究所博士論文（2002）。

蔡孟羲：〈不同蔬菜對血清與肝臟脂質之影響〉，輔仁大學食品營養研究所碩士論文（2000）。

劉燕居：〈蒟蒻膳食纖維補充劑對健康成人排便特性及營養狀態之影響〉，中山醫學大學營養科學研究所碩士論文（2003）。

陳怡娟：〈蒟蒻補充劑對第二型糖尿病患之血脂、血糖及營養狀況影響之探討〉，中山醫學大學營養科學研究所碩士論文（2002）。

向怡曄：〈蒟蒻及其水解產物對 Balb/c 小鼠之脂質及腸道發酵產物的影響〉，中華民國營養學會第三十屆年會（2004）。

林孟萱：〈蒟蒻纖維補充劑對成年人排便特性及糞便組成之影響〉，中山醫學大學營養學研究所碩士論文（2004）。

莊曉莉：〈膳食纖維對腸管上皮黏膜免疫組織培耶氏斑的生理意義〉，中國文化大學生物科技研究所碩士論文（1999）。

《食品資訊》，第 198 期，2003 年 11 月／12 月。

《常春雜誌》，第 257 期，8 月號。

《常春雜誌》，第 261 期，12 月號。

J. Murphy and J. R. Roley: A modified single solution method for determination of phosphate in natural water. Anal. Chim. Acta. 27:31~36 (1962).

Jun-Guo Liu, Jian-Min Xing, Rui Shen, Cheng-Li Yang, Hui-Zhou Liu. Reverse micells extraction of nattokinase from fermentation broth. Biochemical Engineering 21:273-278 (2004).

Wen-Huey, Wu et al: Estrogenic Effect of Yam Ingestion in Health Postmenopausal Women. Journal of the American College of Nutrition. 245(4)235~243(2005).

Yaka Ashikaga, Hideaki Nanamiya, Yoshiaki Ohashi, And Fujio Kawamura. Natural Genetic Competence in Bacillus subtilis Natto OK2. Jouranal OF Bacteriology. 182(9): 2411-2415 (2000).

http://www.qingpa.com/scend04.htm

http://www.zen-u.com.tw/index.html

http://www.green168.com.tw

http://www.kaiser.com.tw/kaiser-news/natto.htm

國家圖書館出版品預行編目

保健食品特論 / 劉麗雲 編著. – 一版. -- 臺北
市：秀威資訊科技, 2010.04
　　面；　公分. --（實踐大學數位出版合作系列.
應用科學類；AB0009）

BOD 版
參考書目：面
ISBN 978-986-221-366-7（平裝）

1. 健康食品

411.373　　　　　　　　　　　　　　98023168

實踐大學數位出版合作系列
應用科學類　AB0009

▌保健食品特論

編 著 者　劉麗雲
統籌策劃　葉立誠
文字編輯　王雯珊
視覺設計　賴怡勳
執行編輯　邵亢虎
圖文排版　鄭維心
數位轉譯　徐真玉　　沈裕閔
圖書銷售　林怡君
法律顧問　毛國樑　　律師
發 行 人　宋政坤
出版發行　秀威資訊科技股份有限公司
　　　　　台北市內湖區瑞光路 583 巷 25 號 1 樓
　　　　　電話：(02) 2657-9211
　　　　　傳真：(02) 2657-9106
　　　　　E-mail：service@showwe.com.tw

2010 年 4 月
BOD 一版
定價：380 元

讀 者 回 函 卡

感謝您購買本書，為提升服務品質，請填妥以下資料，將讀者回函卡直接寄
回或傳真本公司，收到您的寶貴意見後，我們會收藏記錄及檢討，謝謝！
如您需要了解本公司最新出版書目、購書優惠或企劃活動，歡迎您上網查詢
或下載相關資料：http:// www.showwe.com.tw

您購買的書名：＿＿＿＿＿＿＿＿＿＿＿＿＿＿＿＿＿＿＿＿＿＿＿＿＿

出生日期：＿＿＿＿＿＿年＿＿＿＿＿＿月＿＿＿＿＿＿日

學歷：□高中 (含) 以下　　□大專　　□研究所 (含) 以上

職業：□製造業　□金融業　□資訊業　□軍警　□傳播業　□自由業

　　　□服務業　□公務員　□教職　　□學生　□家管　　□其它＿＿＿

購書地點：□網路書店　□實體書店　□書展　□郵購　□贈閱　□其他

您從何得知本書的消息？

　□網路書店　□實體書店　□網路搜尋　□電子報　□書訊　□雜誌

　□傳播媒體　□親友推薦　□網站推薦　□部落格　□其他＿＿＿＿＿＿

您對本書的評價：（請填代號　1.非常滿意　2.滿意　3.尚可　4.再改進）

　封面設計＿＿　版面編排＿＿　內容＿＿　文／譯筆＿＿　價格＿＿

讀完書後您覺得：

　□很有收穫　□有收穫　□收穫不多　□沒收穫

對我們的建議：＿＿＿＿＿＿＿＿＿＿＿＿＿＿＿＿＿＿＿＿＿＿＿＿＿

＿＿＿＿＿＿＿＿＿＿＿＿＿＿＿＿＿＿＿＿＿＿＿＿＿＿＿＿＿＿＿＿＿

＿＿＿＿＿＿＿＿＿＿＿＿＿＿＿＿＿＿＿＿＿＿＿＿＿＿＿＿＿＿＿＿＿

＿＿＿＿＿＿＿＿＿＿＿＿＿＿＿＿＿＿＿＿＿＿＿＿＿＿＿＿＿＿＿＿＿

11466
台北市內湖區瑞光路 76 巷 65 號 1 樓

秀威資訊科技股份有限公司　　　收

BOD 數位出版事業部

⋯⋯⋯⋯⋯⋯⋯⋯⋯⋯⋯⋯⋯⋯⋯⋯⋯⋯⋯⋯⋯⋯⋯⋯⋯⋯⋯⋯⋯⋯

（請沿線對折寄回，謝謝！）

姓　　名：＿＿＿＿＿＿＿＿＿　年齡：＿＿＿＿　性別：□女　□男

郵遞區號：□□□□□

地　　址：＿＿＿＿＿＿＿＿＿＿＿＿＿＿＿＿＿＿＿＿＿＿＿＿

聯絡電話：(日)＿＿＿＿＿＿＿＿＿＿　(夜)＿＿＿＿＿＿＿＿＿＿

E - m a i l：＿＿＿＿＿＿＿＿＿＿＿＿＿＿＿＿＿＿＿＿＿＿＿＿